ビックリするほど目が良くなる本

監修
龍村 修

日本文芸社

Eyes Yoga Contents Method

ビックリするほど目が良くなる本

まずは挑戦してみよう
あなたの目の実力を検査 ④

あなたは大丈夫？ 疲れ目度をチェック ⑩

即効1分で効果を実感！
やるだけで眼がよくなるストレッチ＆マッサージ ⑫

特別付録 視力検査表の使い方 ⑯

Column 眼をリラックスさせよう ⑰

PART1
眼ヨガとは？ ⑱

器具いらずでカラダ再生！

眼ヨガで改善！ こんな症状 ⑳

意外と知らない眼の働き ㉒

※ **各種運動法について**

本書に掲載している各種運動法を行う際、体調に不安のある方、妊娠中の方（その可能性のある方含む）、持病がある方などは、専門の医師と相談のうえ、指示に従ってください。また、運動法による効果には個人差があるということを予めご了承ください。いかなる事故・クレームに対しても、弊社は一切の責任を負いません。

PART2 まずは基礎から！ ヨガの基本 ㉔

気の流れを操りカラダ本来の能力を引き出す！ ㉖

心とカラダを整える呼吸法を極める ㉘

カラダの緊張を解いてリラックス ㉚

眼をリラックスさせる照気法 ㉞

PART3 カラダがみるみるよみがえる！ 眼ヨガ実践メソッド ㊱

chapter1 指の刺激で疲れをとる！ 眼の12点刺激法 ㊳

Column 眼のくぼみマッサージ ㊺

chapter2 いつでもできる即効疲れ対策 眼だけで行う眼球運動 ㊺

chapter3 カラダが生き返る！ 症状別ヨガのポーズ ㊿

Chapter4 デスクでもできる簡単ストレッチ ㊻

疑問を解消！ 眼ヨガQ&A ㊾

\ まずは挑戦してみよう /

あなたの目の実力を検査

まずはあなたの今の目の実力をチェックしてみよう。眼ヨガメソッドを続けていく中で、時々このページに戻り、目の実力を確認しよう。
最初は効果がなくても続けていくうちに実感できるように。

10 16   22

19   14   4

   27   30
2
      9
   15   7

 5   11 24

check 1 何分でできるかチェック！

本書を目の高さに上げて、ランダムに並んだ数字を1〜30まで順に目の動きだけで探し出す。すべての数字を確認するのにかかった時間を記録。

- ☐ 1分以下　　眼球が適正な状態。
- ☐ 1〜2分　　眼が疲れ気味かも？
- ☐ 2分以上　　眼球が疲労している可能性あり。

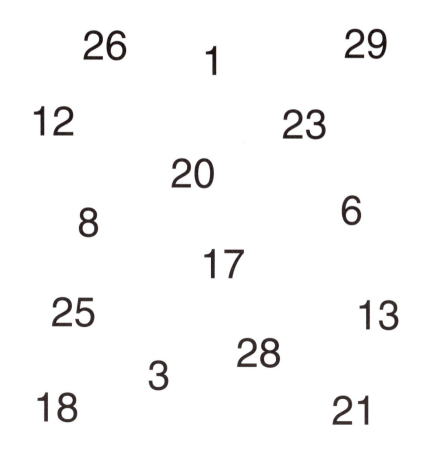

どこまで見えるかチェック！

左右の眼の視野がどのくらい広いかを両腕を使って簡単に確認できる。本書のトレーニングを続けながら定期的にチェックしてみよう。

- ☐ 130度以上　　視野は健全な状態。
- ☐ 100〜130度　眼が疲れ気味かも？
- ☐ 100度以下　　眼球が疲労している可能性あり。

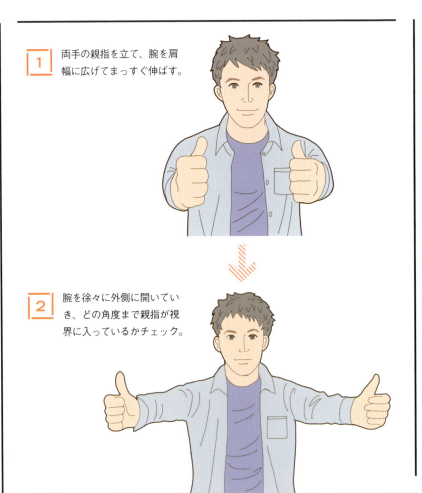

|1| 両手の親指を立て、腕を肩幅に広げてまっすぐ伸ばす。

|2| 腕を徐々に外側に開いていき、どの角度まで親指が視界に入っているかチェック。

check 3 何回できるかチェック！

左右・上下の眼球のみを動かして両指に焦点を合わせて交互に見る。弾んでいるボールを目で追うようなイメージで、10秒間で何回焦点を合わせられるかを数える。

- ☐ **20回以上**　　眼球は健全な状態。
- ☐ 15〜19回　　眼が疲れ気味かも？
- ☐ **14回以下**　　眼球が疲労している可能性あり。

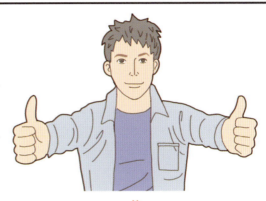

1
腕をまっすぐに広げ、肩幅の倍くらいに伸ばす。右の親指に焦点を合わせ、左の親指に焦点を合わせることを交互に繰り返す。

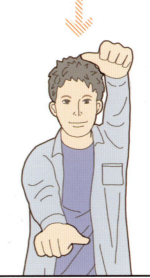

2
腕を上下に広げる。上の親指に焦点を合わせて、下の親指に焦点を合わせることを交互に繰り返す。

何秒でできるかチェック！

ギザギザの線を目で追う。顔は動かさずに眼だけを動かすこと。それぞれ上から下、下から上、右から左、左から右と方向を変えて行う。

- ☐ **1分以内** 眼球が適正な状態。
- ☐ **1～2分** 眼が疲れ気味かも？
- ☐ **2分以上** 眼球が疲労している可能性あり。

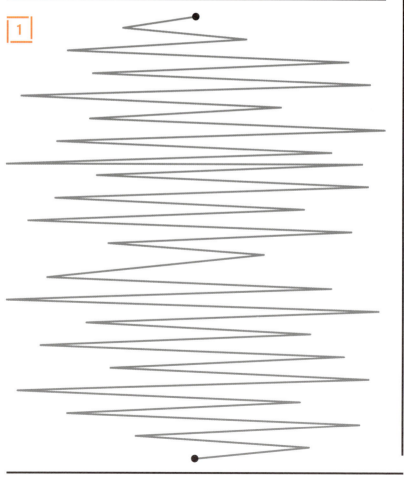

2

あなたは大丈夫？
疲れ目度をチェック

目がかすむ、小さいものが見えにくいと感じることはないだろうか？
もしかしたら眼精疲労の可能性が。
当てはまる項目にチェックをして目の疲労具合を確認しよう。

- ☐ 寝不足気味
- ☐ 夜眠れないことが多い
- ☐ 毎日パソコンを4時間以上見る
- ☐ 電車での移動は読書をしたり、スマホの画面を見ることが多い
- ☐ 目薬を愛用している
- ☐ 近くを見ていて急に遠くを見ると、すぐにはピントが合わない
- ☐ 目の奥の痛み、肩コリ、頭痛のいずれかの症状がある
- ☐ 異物が入ったわけではないのに、目がゴロゴロすることがある
- ☐ 目が赤く充血したり、目ヤニが出ることがよくある
- ☐ 目がかすんで、小さい文字が見えづらいことがある
- ☐ 目を開けているとつらくなる
- ☐ 涙がよく出る
- ☐ メガネやコンタクトレンズの度数を何年も合わせていない
- ☐ 戸外に出るとまぶしく感じることがある
- ☐ 夕方など、目をたくさん使った後に、目がショボショボすることがある

診断結果

チェックが 0〜5個	疲れ目ではない。今は大丈夫だが油断は禁物。
チェックが 6〜10個	疲れ目予備軍。不調を感じる前にケアをしよう。
チェックが 11〜15個	眼精疲労。早めに生活環境の改善やトレーニングをしよう。
チェックが 16個以上	かなりトラブルが。早急に医師の診断を受けること。

- ☐ 意識的にまばたきをしたくなるときがある
- ☐ イライラして集中力がなくなった
- ☐ よくめまいがする
- ☐ 文字を読むのが億劫
- ☐ 電車に乗っているときに通過する駅名が読めない
- ☐ 物を見るときに目を細める癖がある
- ☐ 目の奥が痛む
- ☐ 冷え性である
- ☐ 物がゆがんで見える
- ☐ 歩いていると人や物によくぶつかる
- ☐ 目が重苦しい
- ☐ 目がよく乾く
- ☐ ストレスが溜まっている
- ☐ エアコンの効いた場所にいることが多い

\ 即効1分で効果を実感! /

やるだけで目がよくなる
ストレッチ&マッサージ

道具不要! たった1分あればできる、
目の疲れに効果のあるストレッチとマッサージを紹介。
やる前と後で、目の疲労が軽減されることがわかるはず。

眼のストレッチ

目の運動不足を解消することで、こわばった眼筋がほぐれ、疲れが取れる効果が。
脚や腰の疲労と同様、コリをほぐして血行をよくすると目の疲れが早くとれる。

やり方

1. ひと息吸って吐きながら、眼球をできる限り上に向ける。10～20秒キープして目の筋肉を伸ばす。

2. 目を正面に戻し、ひと呼吸おいて目の緊張をゆるめる。ゆるめるとき、微笑むようにすると上手く力を抜きやすい。

3. 呼吸に合わせ、正面→真上→正面→左上→正面→左横→正面→左下→正面→真下→正面→右下→正面→右横→正面→右上の順番で8方向に眼球を動かしては戻すを繰り返す。

Eyes Yoga Method

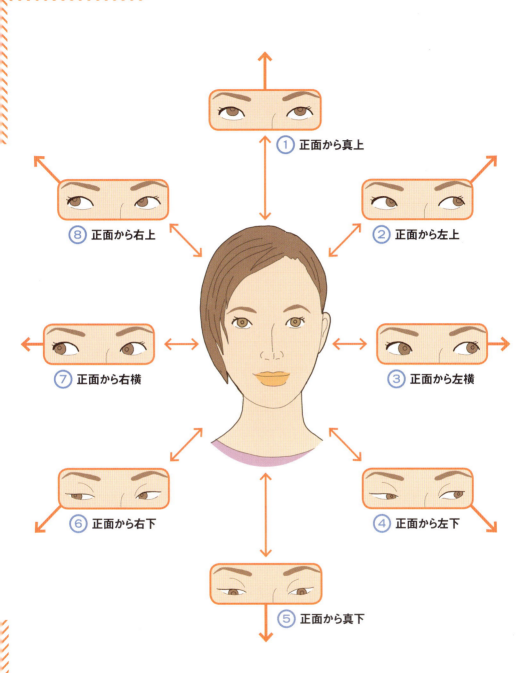

1分で効果を実感！
疲れ目に効く5つのツボ

目の血行や気の流れをよくするツボを押すことで、目の疲れを改善することができる。
どれも即効性があるものばかりなので、不調を感じたら試してみよう。

※爪を伸ばした手で行うのはおすすめしません。

1 眉間　各10回

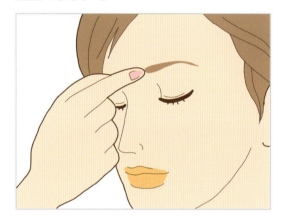
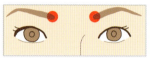

右手の人差し指と親指で眉間をつまみ、息を吐きながら骨を押すようにしてもみほぐす。左手でも同様に行う。

2 眼窩（がんか）の内側（両目頭）　各10回

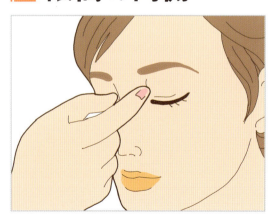
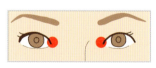

右手の人差し指と親指で目頭の鼻骨を挟むようにして、息を吐きながら刺激。左手でも同様に行う。

③ 眼窩の上側 10回

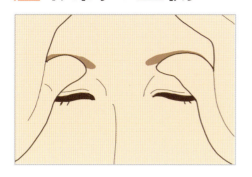
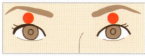

親指を眼球と眼窩の上側の間に押し入れ、ほかの指は額にあてる。息を吐きながら押し上げる。

④ 眼窩の外側（両目尻） 10回

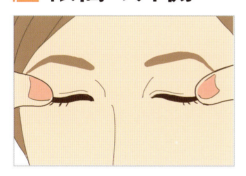
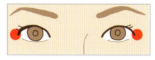

人差し指を目尻にある骨に引っかけ、親指は耳の近くにあてる。息を吐きながら外側に引っ張るように刺激する。

⑤ 眼窩の下側 10回

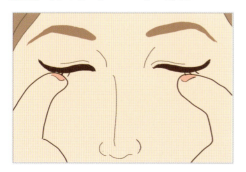
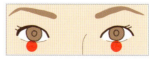

人差し指を眼窩の下側の縁に引っかけて親指をほお骨にあてる。息を吐きながら下に引くようにして刺激する。

特 別 付 録

視力検査表の使い方

本誌のトレーニングで目の疲れが改善されると、視力もよくなる可能性が高い。
定期的にチェックしてみよう。

視力を測る

3m離れた位置に立ち、片目ずつ視力を測る。

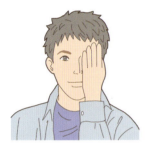

切り離す

P.16と17の間の視力検査表を点線に沿って切り離す。

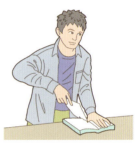

記録する

左右の視力を記録する。

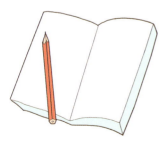

目の高さに合わせて貼る

表裏どちらかの面を目の高さにくるように、壁に貼る。

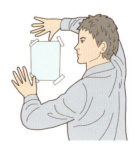

	1.0	1.2	1.5	2.0
0.6	0.7	0.8	0.9	

簡易式視力表 (3m用)

- 3m離れたところで片目ずつテストしてください。
- この視力表はあくまで簡易的なもので、正式なものではありません。
- 毎日チェックすると眼の変化がつかめます。

				0.1
				0.2
				0.3
				0.4
				0.5

眼をリラックスさせよう

マッサージやストレッチ以外でも、
目をリラックスさせる日光浴や温冷浴を試してみよう。

眼の日光浴

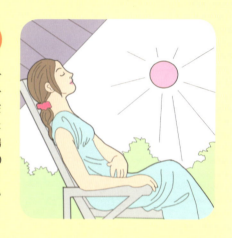

まぶしくない朝夕の太陽を30秒〜1分程度見つめる。慣れてきたら2〜3分まで徐々に時間を長くしていく。ただし、眼の痛みなど不調を感じた場合はすぐにやめること。日中ならば、太陽の方向に向かって目を閉じ、20〜30秒、眼の日光浴をする。その後、閉じたままの眼におわん形にした手を覆いかぶせて20〜30秒、視界を暗くする。

眼の温冷浴

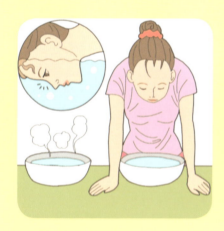

眼が疲れたときは、眼のまわりを温めると血行がよくなる。眼が熱を持っているような場合は、冷たいタオルで冷やすとリラックスできる。清潔な冷水と温水をたらいに入れ、交互に顔をつけてまばたきをし、温かい刺激と冷たい刺激を交互に繰り返すのも効果的。

PART
01
Eyes Yoga

器具いらずでカラダ再生！

ガとは？

ヨガの呼吸法と眼の運動を組み合わせたユニークなメソッド・眼ヨガ。
「簡単」、「道具いらず」、「全身の不調がスッキリ」
「眼の自然治癒力までも引き出せる」など、メリットが満載。
その秘密について探ってみよう。

カラダの疲れは目に現れる!!

眼が疲れた、かすむ、ものが見えにくくなった……。実はこうしたトラブルが起こる理由は、単に眼だけの問題ではない。

その裏には、肩や背中、首、腕にまでわたる上半身のコリやハリ、食べ過ぎによる胃腸の疲れ、ストレスなど、心身の不調が関わっていることが多い。またバッグをいつも同じ手で持つ、脚を組むなど、カラダの左右のバランスが悪くなることで起こるゆがみによるトラブルもある。

そんな不調を解消するのが眼ヨガ。全身の緊張をほぐし、ゆがみを調整していくため、眼のトラブルを根本から改善して、全身を整えることができる。

また、道具が一切不要なのもうれしい。カラダひとつあれば、自宅のベッドで、会社のパソコンの前で、と場所を選ばずできるのも大きなメリットといえる。

Eyes Yoga Method　18

PART 1 | 器具いらずでカラダ再生! 眼ヨガとは?

Eyes Yoga Merit

いつでも簡単セルフケア!
眼ヨガの
三大メリット

眼にトラブルが起こるのは
全身のどこかにトラブルを抱えているから。
眼ヨガはそれらを根本的に解決してくれる。

Merit 1
あらゆる目の不調
カラダの
疲れに効く!

Merit 2
器具などの
必要なし!
疲れを感じたら
すぐできる!

Merit 3
人間本来の
チカラを
引き出せる!

← 眼ヨガで改善!
　こんな症状 ……… P.20

← 意外と知らない
　眼の働き ……… P.22

さらに、全身につねに気をめぐらせることで、本来その人が持つ自然治癒力を引き出せる。つまり、眼ヨガで不調とは無縁のパワフルなカラダにバージョンアップできる。

こんな症状

> あらゆる不調に効果アリ！

眼ヨガを取り入れるだけで、そんな不調がウソのようにスッキリ！

Case 1 近視・遠視

眼のピント調整機能がうまくはたらかず、眼が見えづらくなる症状のこと。遠い位置のものが見えづらい近視、近い位置にあるものが見えづらい遠視がある。原因は「屈折性」「軸性」の2種類がある。

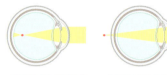

[屈折性近視]　　[屈折性遠視]

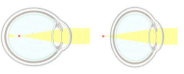

[軸性近視]　　[軸性遠視]

眼球をおおう膜・角膜と、レンズに当たる部分・水晶体の光の屈折力が異常をきたしている状態をいう。正常な状態よりも水晶体が厚くなり、光の屈折率が強い状態を「屈折性近視」、逆に水晶体が薄くなり、光の屈折率が弱くなっている状態を「屈折性遠視」という。原因は、水晶体のまわりにある筋肉・毛様体筋がコリ固まってしまうことにある。眼は、毛様体筋が伸びたり縮んだりすることで水晶体の厚みを調整し、ピントを合わせているが、毛様体筋がこることで調整しづらくなる。

眼球自体の形が変わることで、眼のピントが合いづらくなっていることをいう。原因は、眼のまわりの筋肉（外眼筋）がコリ固まって大きさの調整がしづらくなっていること、血液の酸性化やうっ血などが考えられる。通常、眼球のまわりを取り囲む外眼筋が伸び縮みすることで、眼球の奥行きを加減しているが、筋肉がコリ固まることなどでコントロールしづらくなっていることが考えられる。

仮性近視って？

仮性近視とは、眼の疲れにより毛様体筋がこって固まることで起こる一時的な近視状態。疲れをほぐせば元に戻るが、そのまま目を使い続けていると毛様体筋が硬化する「真性近視」に、さらにひどくなると、眼球の形が前後に長細い状態になる「軸性近視」と症状が進んでしまう。

PART 1 | 器具いらずでカラダ再生！眼ヨガとは？

眼ヨガで改善！

デスクワークが多い人にとって、眼のトラブルはやっかいなもの。

Case 5　ドライアイ

別名・角膜乾燥症。眼球の表面が乾燥している状態で、眼を日ごろから使い過ぎている人や、夜型生活の人、コンタクトレンズを使っている人などに多く見られる。眼の緊張をほぐし、血のめぐりをよくすることが効果的。

Case 2　斜視

ひとつの眼球が何かを見ているとき、もうひとつの眼球が違う方向を向いていること。原因は、外眼筋がアンバランスに使われていることや、首のねじれ、肩甲骨のゆがみなどが考えられる。

Case 6　疲れ目

眼が重かったり、ショボショボしたり、違和感があるような状態。原因は首や肩のコリ、眼を酷使することで起こる眼筋の緊張、睡眠不足、血行不良があげられる。放っておくと近視や遠視の原因にもなってしまう。

Case 3　乱視

眼筋それぞれが違う伸び縮みをすることによる、水晶体の位置のかたよりなどで、角膜や水晶体そのものがゆがんだ状態。物がずれて見える。原因は、眼筋のアンバランスや首の曲がり、背骨・肩甲骨のゆがみなど。

Case 7　眼精疲労

疲れ目よりも症状が進行した状態。眼の不快感、涙が出る、まぶしい、といった症状のほか、頭痛、吐き気、肩コリ、だるさ、めまいも。長時間のデスクワークによる眼筋のコリや眼の神経の疲れが原因と考えられる。

Case 4　老眼

年を取ることで水晶体の弾力性がなくなり、ピントの調整がしづらくなることで、近くの物が見えにくくなる。眼筋の運動をして血のめぐりをよくすることで、柔軟性をキープできる。ヨガなどで全身の筋肉をほぐすのも有効。

知ればもっと眼ヨガが楽しくなる！

意外と知らない
眼の働き

目はなぜ見えるのか、どういうしくみになっているのか……。
目の構造やはたらきを知ることで、眼ヨガの効果をより上げよう。

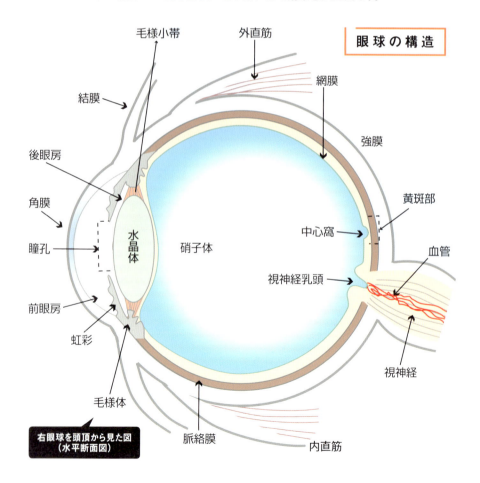

眼球の構造

右眼球を頭頂から見た図
（水平断面図）

「見る」→「認識」の構造
目による外界認知

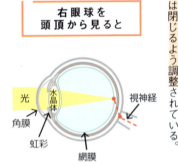

右眼球を頭頂から見ると
光／角膜／虹彩／水晶体／視神経／網膜

虹彩を正面から見ると
明所／暗所

光を受けて脳に信号を送る

対象物から反射された光が目に入ってくると、虹彩で光の量を調節し、角膜と水晶体がキャッチ。光を屈折させて取り込む。

その光の情報を網膜が受け取り、神経をつたって脳に送り届けることで、目は「見えた」と認識することができる。水晶体と網膜のつながりは、カメラのレンズとフィルムに置き換えてみるとイメージしやすい。虹彩は暗い場所では瞳孔を開くよう、明るい場所では閉じるよう調整されている。

目のピントってどう合わせるの？

目は、遠くのもの、近くのものを見るとき、レンズに当たる水晶体が厚くなったり薄くなったりすることで、自動的にピント調節を行っている。

どこで調整するかについては毛様体筋で調整する「ヘルムホルツ理論」と、外眼筋で行う「ベイツ理論」の二つがあり、眼科医療では前者が、視力トレーニングでは後者が主流となっている。どちらの理論も仮説となっており、現在では、両方で調整を行っているのではとも考えられている。

「ヘルムホルツ理論」と「ベイツ理論」がある！

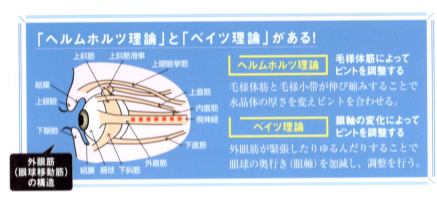

外眼筋（眼球移動筋）の構造
上斜筋／上斜筋滑車／上眼瞼挙筋／結膜／上眼瞼／下眼瞼／上直筋／内直筋／視神経／下直筋／外直筋／下斜筋／眼球／結膜

ヘルムホルツ理論 毛様体筋によってピントを調整する
毛様体筋と毛様小帯が伸び縮みすることで水晶体の厚さを変えピントを合わせる。

ベイツ理論 眼軸の変化によってピントを調整する
外眼筋が緊張したりゆるんだりすることで眼球の奥行き（眼軸）を加減し、調整を行う。

- 気の流れを操り
 カラダ本来の能力を引き出す! P.26
- 心とカラダを整える呼吸法を極める P.28
- カラダの緊張を解いてリラックス P.30
- 眼をリラックスさせる照気法 P.34

PART
02
Eyes Yoga

まずは基礎から!

ヨガの基本

実際に眼ヨガのポーズを始める前に、まずはヨガの基本について解説したい。
気に関すること、呼吸法、リラックス法……。
あらかじめ知っておけば、眼ヨガの効果が格段にアップするはず。

正しい呼吸と意識、動作で心身の機能を維持するヨガ

ヨガの効果を十分に発揮するためにはカラダの力を抜き、リラックスして行おう。ヨガは気の流れを循環させることにより心身の機能が維持され、健康が保たれるとされている。ポーズをとる場合は、必ず意識と呼吸、動作を一体化させることが大切。なかでも呼吸は「プラーナヤーマ」と呼ばれ、ヨガを行ううえで不可欠なもの。ここがストレッチやそのほかの健康法と決定的に違うところでもある。

一般的に呼吸とは酸素を吸い、二酸化炭素を吐く、という行為だが、ヨガでは生命エネルギーを調節する役割があると考えられている。

そのためポーズを行うときには必ず深い呼吸とともに行うのが原則である。新鮮な気を酸素とともに吸い込み、血液中にたまったガス状の老廃物を二酸化炭素とともに吐き出すことで、フ

| PART 2 | まずは基礎から！ヨガの基本

Eyes Yoga Basic

ヨガの大前提を知る!!
生命エネルギーを
コントロールする呼吸

ヨガとほかの運動法の決定的な違い、
それは呼吸法とともに行うかどうか。
最初から完璧にできなくてもいいので、
少しずつ慣れていくようにしたい。

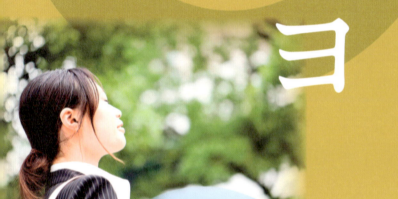

呼吸法
「プラーナヤーマ」とは

ヨガにおける呼吸法とは、宇宙全体に満ちているエネルギー・気をコントロールするための方法だと考えられている。呼吸で「天の気」を、食事で「地の気」を、学習や人との交流で「人の気」を取り入れ、全身にめぐらせることで心が安定し、エネルギーを活性化させることができる。

ヨガ

レッシュな気で全身を満たし、ヨガの効果を高めることができる。息を吐いていると体がほぐれやすくなり、ポーズをとりやすくなるので、そんな部分を意識してみるのもいい。

[体内を浄化する!]

気の流れを操り
カラダ本来の能力を引き出す!

目には見えないため、イメージしづらいのが「気」と呼ばれるもの。
しかし、気の乱れはカラダの不調にも繋がる可能性があるというから無視できない。
まずは気の実体について考えてみよう。

Q そもそも「気」って何?

眼には見えない「気」。中国では古来より、宇宙や自然界のすべてを動かすエネルギーとして考えられてきたものである。ヨガでも重要なものと位置づけられ、ポーズをする際に呼吸を意識するのも、気の流れと大いに関係している。

ヨガにおいて気は「プラーナ」、気の通り道は「ナディー」、気がたまる場所は「チャクラ」と呼ばれている。ヨガによっていい気を積極的に取り入れていると、ナディーが浄化され、プラーナの流れがスムーズになり、チャクラのはたらきが活発になる。結果、

眠っていた潜在能力までもが引き出されると考えられている。肉体的にも、全身の血液やリンパがスムーズに流れるようになり、健康的なカラダをキープすることができる。

逆に気の流れが悪くなると、血液やリンパなどの流れが滞りやすくなるため、コリやカラダのゆがみなどが出てくる。進行すると内臓のはたらきも悪くなり、病気につながることもある。

つねに体内にフレッシュな気をめぐらせることは、眼はもちろんのこと、カラダ本来のチカラを引き出すことにもつながる。

A 中国哲学の用語で「眼には見えないエネルギー」

| PART 2 | まずは基礎から！ヨガの基本

試して実感！
簡単な気を作ってみよう！

気は、自分でも簡単に作ることができる。
どんなものなのか、
まずは肌で感じてみよう。

3
眼を閉じ、1で暗く感じた方に2の手を当てる（同じくらいの明るさだった場合はどちらでもよい）。このとき、おわんの中心が眼球の上にくるように。

4
眼で手の温かみを吸い取るようイメージしながら、息を吸う。その後、眼の疲れを口からはき出すようイメージしながら息をゆっくりと強く吐く。

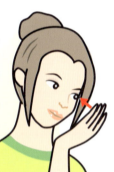

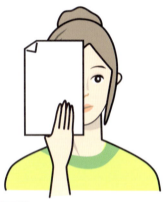

1
片目ずつ紙で覆い、視界の明るさをチェック。暗く感じた側の眼がどちらかを確認する。

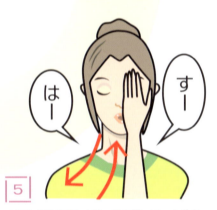

5
4回ほど繰り返した後、眼を覆っていた手を離し、再度1で視界の明るさをチェックする。暗く感じた側の眼が明るく見えるようになっていた場合、気の効果で血のめぐりがよくなったことを意味している。

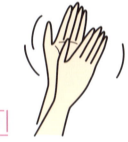

2
両手をこすり合わせて温め、手をおわんの形にする。

心とカラダを整える
呼吸法を極める

基本の腹式呼吸

鼻から息を吸い、口から吐くのが基本。この後に紹介する眼ヨガをトライする際は、必ず一緒に行うようにしたい。

空気が外に出て行くことで肺や胸郭がぎゅっと縮む。

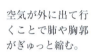
-Breath check-

横隔膜が押し上がった状態になる。

お腹がぺたんこに凹む。

1
ゆっくりとできるだけ長く口から息を吐く。

| PART 2 | まずは基礎から！ヨガの基本

呼吸法はヨガの基本。息を吐くとカラダがゆるむため、息を止めて動かすときよりも効率よく筋肉を伸ばすことができる。吐きながら伸ばす、吸いながら元に戻るという動作を繰り返すうちに動きと呼吸、意識が連動し、よりよい効果が得られる。

動作のpoint

まずは、きちんと吐くことを意識してみよう。肺の中の空気を最後まで吐ききることで、古い気を早く出すことができるうえ、新鮮な空気をたっぷりと取り込むことができる。吸うときは、カラダ中のすみずみにイキイキとした酸素を送り届けるようなイメージで行うのがコツ。

吸う

-Breath check-

空気が中に入るため肺や胸郭が広がる。

横隔膜が押し下がる。

お腹が大きくふくらむ。

2

息を吐ききった後、ゆっくりと鼻から息を吸う。

疲れたカラダを脱力しよう!

カラダの緊張を解いて
リラックス

眼の疲れを改善するには、全身の緊張をほぐすことも重要。というのも、疲れ目の原因は肩コリや胃腸の疲れなど、別の部位が関連していることも大いにあるから。まずはリラックスを感じることから始めよう。

顔の緊張を解く

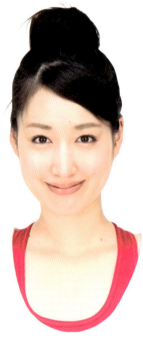

上半身をリラックス

首や肩、顔の筋肉は、コリ固まっていると眼の疲れに影響を及ぼしやすいため、こまめにほぐしておきたいパーツ。

赤ちゃんやペットなどを見ているような気持ちでリラックスした状態で笑う。「モナ・リザ」の微笑みを意識するとよい。

PART 2　まずは基礎から！ヨガの基本

② 肩の緊張を解く

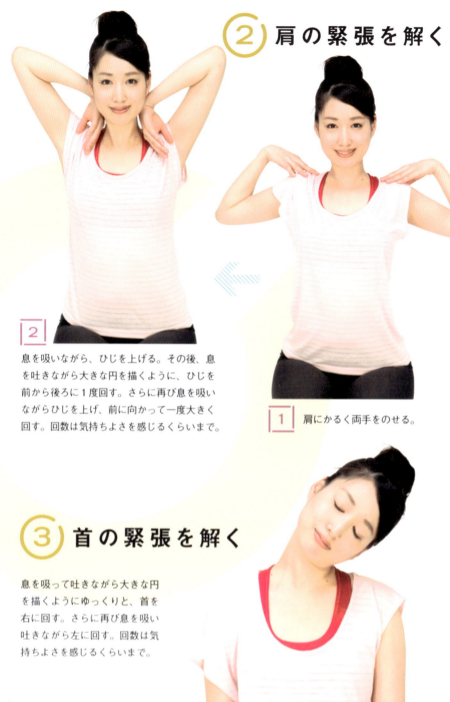

2 息を吸いながら、ひじを上げる。その後、息を吐きながら大きな円を描くように、ひじを前から後ろに1度回す。さらに再び息を吸いながらひじを上げ、前に向かって一度大きく回す。回数は気持ちよさを感じるくらいまで。

1 肩にかるく両手をのせる。

③ 首の緊張を解く

息を吸って吐きながら大きな円を描くようにゆっくりと、首を右に回す。さらに再び息を吸い吐きながら左に回す。回数は気持ちよさを感じるくらいまで。

① 全身をリラックス ❶

床に仰向けになり全身の力を抜いてリラックスする。息を吐くごとに緊張が抜けていくようイメージしながらゆっくりと呼吸を行う。

全身をリラックス

全身の筋肉をゆるませることで血の循環がよくなり、フレッシュな酸素が全身に行きわたるため、眼にもすぐれた効果が期待できる。

POINT 手のひらは上向きにする。

POINT あごはかるく引いておく。

POINT 腕、脚は30度ほど開いた状態にする。

POINT 顔の筋肉をリラックスさせ「モナ・リザ」のように微笑む。

Eyes Yoga Method　32

| PART 2 | まずは基礎から！ヨガの基本

② 全身を リラックス ❷

POINT
全身を上下に向かって思い切り伸ばす。

POINT
アキレス腱をしっかり伸ばす。

1
仰向けになり頭の上のところで両手を組んで外側に返す。息を吸って吐きながら、全身を気持ちよく伸ばし10〜20秒ほどキープ。このとき、つま先を上げてアキレス腱を伸ばす。

POINT
カラダの力を抜く。

2
その後、パッと全身の力を抜いてリラックス。自然に呼吸をする。

いつでもどこでも簡単にできる!

眼をリラックスさせる照気法

眼に新鮮な「気」を送ることで疲れを取り除くヨガ「照気法」。
方法はとても簡単、でも効果はてきめん。終わった後は、
パッと視界が開けていくのが感じられるはず。
デスクワークの合間に、手軽にできるのもうれしい。

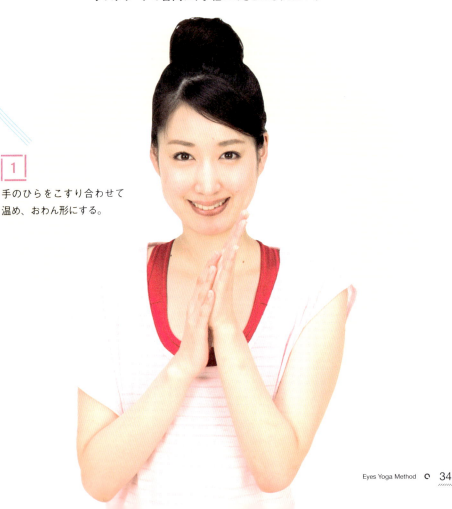

1

手のひらをこすり合わせて
温め、おわん形にする。

PART 2 | まずは基礎から！ヨガの基本

2
両手で両目をおおう。手の中央部が眼球の上にくるように置くのがポイント。

3
ゆっくりと息を吸う。このとき、手のひらから眼へ「気」を送るようイメージしながら行うとよい。そして、眼の疲れを口から出すようなつもりでゆっくりと息を吐ききる。ゆっくりと10回ほど行う。

カラダがみるみるよみがえる！
践メソッド

Chapter別 実践すればこんな効果が!!
眼ヨガの効能

眼の周辺、眼筋、そして全身……。
さまざまなパーツから眼の疲れやコリをほぐすのが
眼ヨガの特徴。まずは始めてみよう。

chapter 3
**カラダが生き返る！
症状別
ヨガのポーズ**

眼の疲れは、眼筋自体の疲れのほか、背中、肩をはじめとする全身のコリや、左右差のズレで生じるゆがみが原因で起こることも多い。そこで、全身をほぐすヨガに眼の運動をプラスしたポーズを紹介しよう。

chapter 2
**いつでもできる
即効疲れ対策
眼だけで行う
眼球運動**

眼球のまわりは、おもに外眼筋と呼ばれる筋肉が収縮することで視力の調整をしている。しかし、デスクワークなどで眼の筋肉を使い過ぎると、コリ固まることに……。そこで眼球を"ストレッチ"する運動をピックアップ。

chapter 1
**指の刺激で
疲れをとる！
眼の12点刺激法**

眼のまわりや頭部周辺にある関連部位（中国医学の「経絡」におけるツボ（経穴）などを指す）を指で刺激することで、頭蓋骨のズレを正しい位置に調整するメソッド。眼筋や眼の周辺の血のめぐりがよくなるため、老廃物が流され、肩コリなどのトラブルもスッキリ。

PART 03
Eyes Yoga

眼ヨガ実

基本を押さえたところで、いよいよ実践編のスタート。
朝起きたときや会議の合間
スマホの見過ぎで疲れたときなど手軽にできる38のポーズを紹介しよう。
コリや疲れがスッとひいて視界が開けていくのが実感できるはず。

← chapter 1 指の刺激で疲れをとる!
　　　　　　眼の12点刺激法　　　　　　P.38

← chapter 2 いつでもできる即効疲れ対策
　　　　　　眼だけで行う眼球運動　　　P.52

← chapter 3 カラダが生き返る!
　　　　　　症状別 ヨガのポーズ　　　　P.60

← chapter 4 デスクでもできる
　　　　　　簡単ストレッチ　　　　　　P.84

Caution!!
気をつけたいこと
・効果が出るまでには個人差があります。
・本書で紹介する眼ヨガについては、無理のない範囲で行うようにしましょう。
・眼のまわりを刺激する際は眼球に触れないようにし、力の入れ過ぎにはくれぐれも注意しましょう。
・眼のまわりは手を清潔にした状態で行いましょう。また、肌を傷つけることがあるため、爪が長い人は切るようにしましょう。
・糖尿病の人は医師に相談してから行いましょう。
・気分が悪くなる、強い痛みを感じる、症状の改善が見られない、といった場合は医師に相談しましょう。

chapter 4
デスクでもできる
簡単
ストレッチ

長時間にわたるパソコンの使用は眼の動きを固定させるため、目を最も疲れさせる。そこで仕事の合間にデスクの前で簡単にできるストレッチを紹介。眼のほかに肩や首、背中などの筋肉のコリを緩和する効果も。

chapter 1 指の刺激で疲れをとる!

眼の12点刺激法

頭の骨はいくつかのパーツが組み合わさってできているが日々の体の使い方のクセにより、ズレが生じてくる。12点のツボを刺激してズレを調整することで眼の血行がよくなるのはもちろん、全身の不調も解消できる。

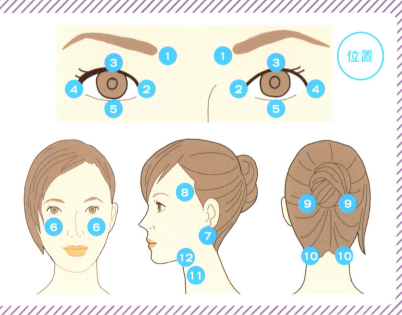

位置

体の問題のある部分に対応する頭まわりのツボを指で刺激することで、眼の血行や気の流れをよくして、眼の疲れを回復することができる。ここで紹介する12点は中国医学の経路におけるツボや、ヨガで伝えられてきたポイント。口から悪い気を吐き出すイメージで、きちんと呼吸しながら刺激することが大切。コンタクトや眼鏡は外して素のままの目でリラックスしてやること。特に痛みを少しでも感じるところは疲れがたまっているので、ゆっくり押すように。すぐにできるので、時間が空いたらやってみよう!

| PART 3 | chapter 1　指の刺激で疲れをとる！　眼の12点刺激法 |

Method 01

眉　間

首のコリからくる眼の疲れに最適。
眉間にシワが寄っている人は首がこっていることが多いので、
眉間をよく刺激しておこう。

コレがつらい人に!!
肩コリ

回数　**左右10回ずつ**

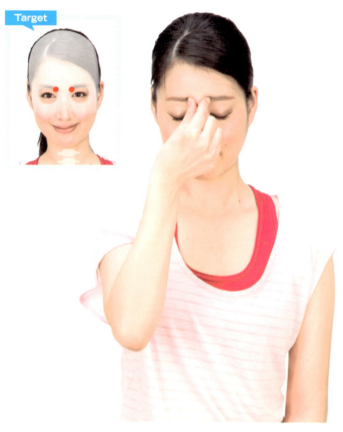

Target

右手の人差し指と親指で眉間をつまみ、息を吸って吐きながら押しもむ。このとき、しっかり骨をつまむようなイメージで強めに刺激を。少しずつ指をずらしながら、周辺もくまなく行う。左手でも同様に。最後はゆっくり息を吸いながらゆるめる。

眼窩の内側

Method 02

腕の疲れからくる眼精疲労に。
パソコン作業などの合間に刺激することで、腕の血行がよくなり、軽くなるのが実感できる。

回数 **左右10回ずつ**

コレがつらい人に!!
腕のコリ

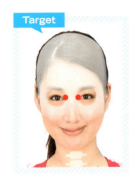
Target

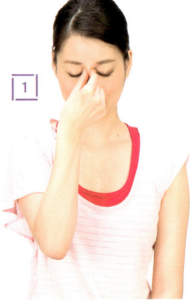
1

右手の人差し指と親指で目頭のあたりをつまむ。

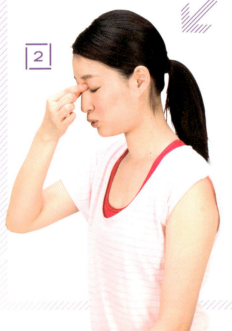
2

息を吸って吐きながら押しもむ。このとき、鼻骨をしっかりつまむようなイメージで強めに刺激を。少しずつ指をずらしながら、周辺もくまなく行う。左手でも同様に。最後はゆっくり息を吸いながらゆるめる。

| PART 3 | chapter 1　指の刺激で疲れをとる！　眼の12点刺激法

Method 03

眼窩の上側

脳の疲れからくる眼精疲労に。
もんだとき左右のどちらかに痛みを感じる場合は、そちら側の脳が疲れている証拠。
念入りにもみほぐそう。

コレがつらい人に!!
脳の疲れ

回数　**10回**

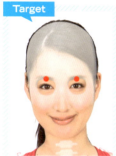

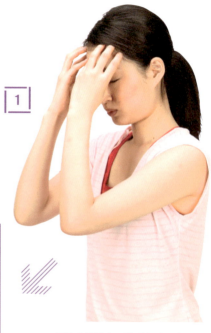

1

両手の親指を、眼球とその上にある骨（眼窩）の間に入れ、四指を額に当てる。このとき四指の間隔を離すことで②の刺激が行いやすくなる。

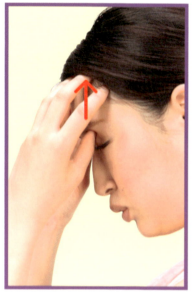

2

息を吸って吐きながら、親指でツボを押しもむ。このとき、親指で骨を上に持ち上げるような感じで強めに刺激する。最後はゆっくり息を吸いながらゆるめる。

眼窩の外側

脚の疲労からくる眼の疲れをやわらげる。
1日中外回りをした日やエクササイズ後などは、
とくにしっかり刺激するのがおすすめ。

回数 10回

コレがつらい人に!!
脚の疲れ

Target

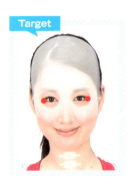

1

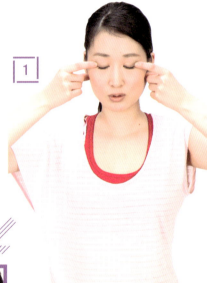

両手の人差し指を、目尻にある骨（眼窩）に引っかけるようにして当て、指を入れ込む。

2

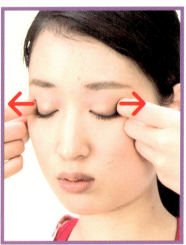

息を吸って吐きながら、人差し指を外側に引くようにして刺激する。少しずつ指をずらしながら、周辺もくまなく行う。最後はゆっくり息を吸いながらゆるめる。

Eyes Yoga Method

| PART 3 | chapter 1 指の刺激で疲れをとる！ 眼の12点刺激法

Method
05

眼窩の下側

胃腸や肝臓など、内臓の疲れからくる疲れ目を改善してくれる。
目の下にクマやたるみがあるときは、内臓が疲れているしるし。こまめに行おう。

コレがつらい人に!!
食べ過ぎ、飲み過ぎ
内臓の疲れ

回数 **10回**

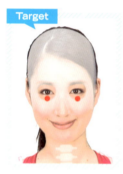

1

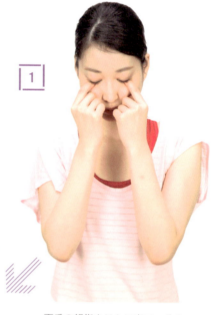

両手の親指をほおに当て、その上にある骨（眼窩）に人差し指を引っかけるようにして当てる。

2

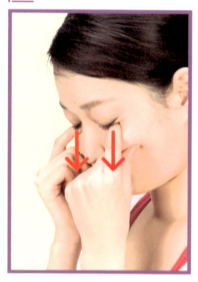

息を吸って吐きながら、人差し指を下に引くようにして刺激する。最後はゆっくり息を吸いながらゆるめる。

ほお骨の下

眼圧が上がり過ぎると、うっ血を起こすほか、
緑内障や網膜剥離も起こりやすくなる。
ほお骨の下をこまめに刺激し、眼圧を下げておこう。

Method 06

コレがつらい人に!!
眼のうっ血

回数 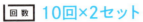 10回×2セット

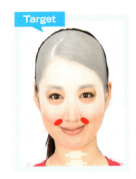

1

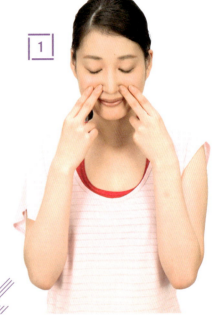

鼻の横に人差し指と中指
を当てる。

2

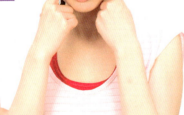

中指を離し、息を吸って
吐きながら上に押し上げ
るようにして刺激する。
最後はゆっくり息を吸い
ながらゆるめる。

| PART 3 | chapter 1 　指の刺激で疲れをとる！　眼の12点刺激法

耳たぶのすぐ下

押すだけで視界がパッとクリアになり、
視力表が下まで見えるようになる人もいるほど即効性の高いツボ。
痛みを感じる部分は多めに刺激を送ろう。

コレがつらい人に!!
眼のかすみ

回数　**10回**

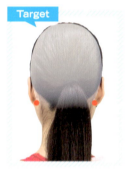

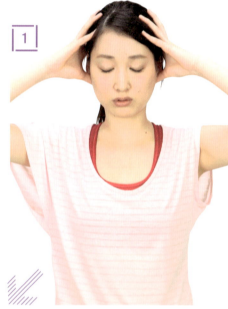

1　親指で耳たぶの下を押さえ、四指を側頭部に当てる。このとき四指の間隔を離すことで 2 の刺激がしやすくなる。

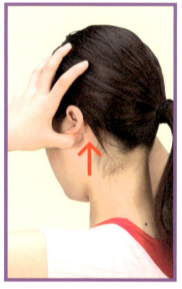

2　息を吸って吐きながら、親指を押し上げるようにして強めに刺激する。最後はゆっくり息を吸いながらゆるめる。

こめかみ

押すことで血のめぐりがよくなり、眼にたまった疲労物質もスッキリ。
眼に光を取り入れやすくなるため、視界がクッキリしてくる。

回数 10回×2

コレがつらい人に!!
疲れ目

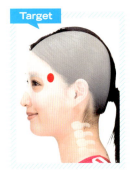
Target

1

2
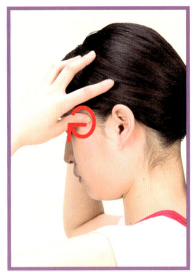

親指でこめかみを押さえ、四指を頭頂部に当てる。このとき四指の間隔を離すことで2の刺激がしやすくなる。

息を吸って吐きながら、500円玉くらいの範囲を、親指で円を描くようにして強めに刺激する。最後はゆっくり息を吸いながらゆるめる。

PART 3 | chapter 1 指の刺激で疲れをとる！ 眼の12点刺激法

Method 09

眼の裏側

腎臓に関連する経穴。
腎臓は眼と関連の深い臓器と考えられているため、
刺激することで血のめぐりがよくなり、疲れ目の回復につながる。

コレがつらい人に!!
眼の疲れ（腎臓の疲れ）

回数 10回

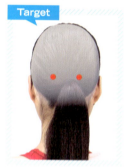

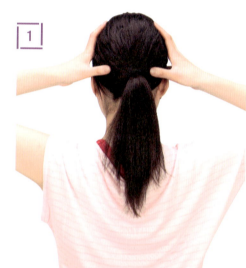

1

2

耳の上の高さの延長線上（眼の裏側）にあるくぼんだ部分に親指を当て、四指を頭頂部に当てる。このとき四指の間隔を離すことで 2 の刺激がしやすくなる。

息を吸って吐きながら、眼の方向に強めに刺激する。最後はゆっくり息を吸いながらゆるめる。

ぼんのくぼの横

頭部全体の血行を促すことで眼はもちろん、聴力もアップ。
脳の疲れもほぐすことができる。
デスクワークで眼や脳を使い過ぎたときに。

回数 10回×2

コレがつらい人に!!
眼の疲れ
脳の疲れ

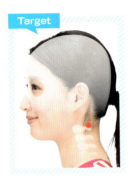
Target

1
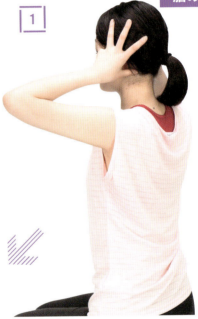

首の中央にあるくぼみ（ぼんのくぼ）の横にあるくぼみに親指を、側頭部に四指を当てる。このとき四指の間隔を離すことで 2 の刺激がしやすくなる。

2
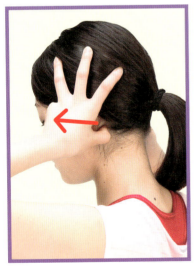

息を吸って吐きながら、眼の方向に向かって強めに刺激する。最後はゆっくり息を吸いながらゆるめる。

| PART 3 | chapter 1 　指の刺激で疲れをとる！　眼の12点刺激法

胸鎖乳突筋中央部

胸鎖乳突筋は耳の下からのどのくぼみに向かって伸びる筋肉。
中央部を刺激することで眼の神経が目覚め
視界がはっきりとしてくる。

コレがつらい人に!!
眼の疲れ

 10回×2

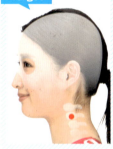

1

胸鎖乳突筋の中央のあたりに人差し指を当てる。横を向いたとき、首の表面に斜めに浮き上がってくる筋肉が胸鎖乳突筋。この中央あたりに指を当てるとよい。

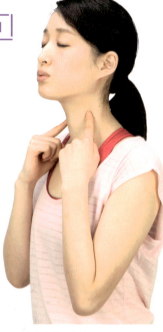

2

息を吸って吐きながら、のどの中央に向かって押す。最後はゆっくり息を吸いながらゆるめる。

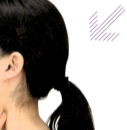

のどぼとけの斜め上 ⑫

鼻側から上方向に向かって眼の周辺を刺激していくため
眼の疲れはもちろん、つらい鼻づまりなども
解消することができる。

回数 10回×2

コレがつらい人に!!
鼻づまり

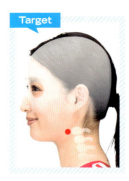
Target

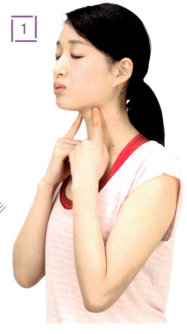
①

のどぼとけの斜め上、下あごの内側あたりに人差し指を当てる。

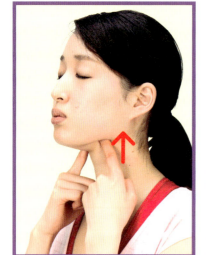
②

息を吸って吐きながら、眼の方向に強めに刺激する。鼻がつまる感覚があるまでしっかりと。最後はゆっくり息を吸いながらゆるめる。

| PART 3 | chapter 1　指の刺激で疲れをとる！　眼の12点刺激法 |

眼のくぼみマッサージ

「眼の12点刺激法」のほか、眼のくぼみを全体的に刺激し、
コリ固まった目まわりの筋肉をほぐす「眼のくぼみマッサージ」も有効。
眼窩と眼球の間に親指や人差し指を当て、強すぎない力で行うこと。

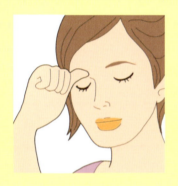
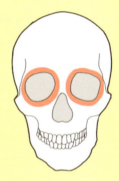

マッサージのポイント

指をゆするように動かしながらやさしく押すこと。痛い場所は疲れがたまっている
ところなので、ゆっくりとほかのところよりも時間をかけて押してあげよう。

❸眼のくぼみの外側　　❶眼のくぼみの内側

❹眼のくぼみの下の方　　❷眼のくぼみの上の方

chapter 2 いつでもできる即効疲れ対策

眼だけで行う眼球運動

疲れ目の原因は、デスクワークなどで長時間同じものを見続けることにより眼の筋肉がコリ固まり、疲労物質がたまってしまうことにある。ストレッチで血行をうながすことで、疲れを取り除くことができる。

回転

Method 01

コリ固まった眼筋がほぐれるため、眼の動きが高まる。
筋肉が動いているのを意識しながら、大きく動かすと効果がぐっと上がる。

回数 左右10回ずつ

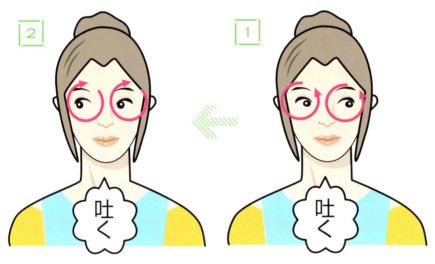

2 ①と同様に左回りに回転させる。回しづらい方向がある場合は、そちらを多めに回すとよい。

1 息を吸って、吐きながら眼球を右回りに回転させる。大きく回すことを意識しながら行うのがポイント。

| PART 3 | chapter 2 いつでもできる即効疲れ対策　眼だけで行う眼球運動

Method 02

上下左右

左右、あるいは上下に弾んでいるボールを眼で追うようなイメージで
リズミカルに動かすのがコツ。続けるうちに眼が軽くなるのが感じられるはず。

回数 上下・左右10回

息を吸って、吐きながら眼球を左右に動かす。このとき、顔は動かさずに眼だけを動かすことを意識しよう。

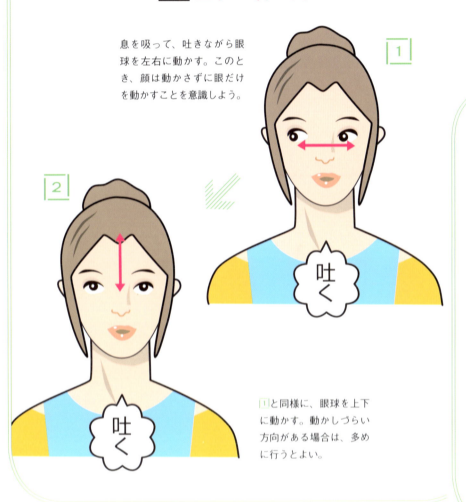

1と同様に、眼球を上下に動かす。動かしづらい方向がある場合は、多めに行うとよい。

弛緩と緊張

眼をぎゅっと締めたりゆるめたり、を繰り返すことで涙腺が刺激され眼球がうるおうとともに血流が活性化される。

回数 適時数回

Method 03

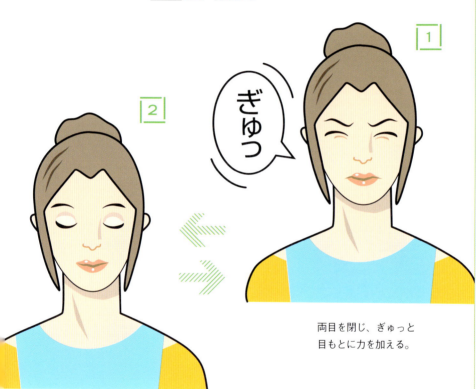

1　両目を閉じ、ぎゅっと目もとに力を加える。

2　ゆるく目を閉じてゆるめる。このとき、顔や全身の力をゆるめるのがコツ。

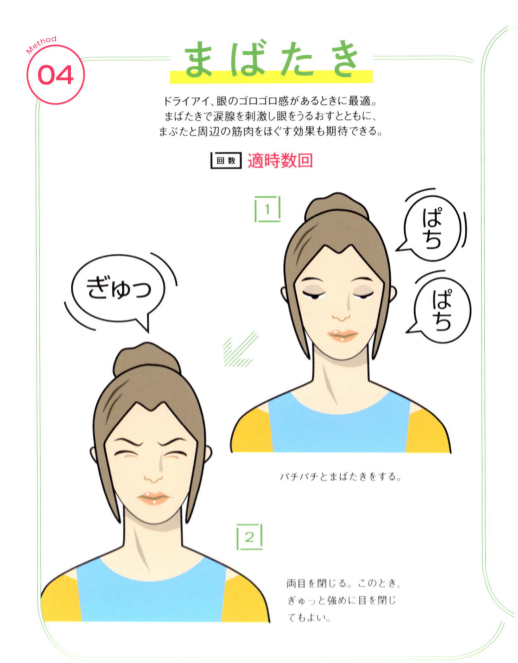

遠近法

Method 05

近くと遠くを交互に見ることで、眼筋のコリがほぐれ、眼のピント調整機能が高まる。
リラックスしながら深い呼吸とともに行うとよい。

回数 1回2〜3セット

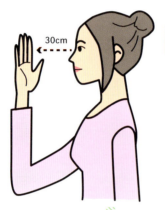

1 顔から30cmの位置で手を広げる。息を吸い、吐きながら手のしわにピントを合わせた状態でじっと見つめる。約1〜2分経ったら眼を離し、まばたきをして緊張をほぐす。

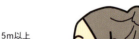

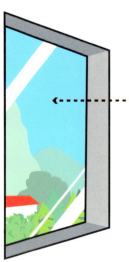

2 再び息を吸い、吐きながら、5m以上離れたもの（庭の木々など）にピントを合わせてじっと見つめる。約1〜2分経ったら眼を離し、眼の緊張をほぐす。1と2を交互に10回ほど繰り返したら、かるく目を閉じてリラックスする。

Method 06 焦点変更

四角形の角の部分を利用した目のトレーニング。
意識を集中しながら行うことで
眼のコリが自然とほぐれ、疲れがスッキリ。

回数 適時数回

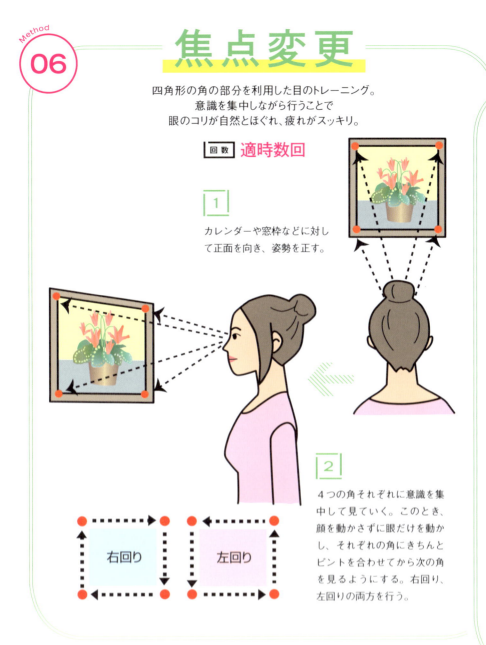

1 カレンダーや窓枠などに対して正面を向き、姿勢を正す。

2 4つの角それぞれに意識を集中して見ていく。このとき、顔を動かさずに眼だけを動かし、それぞれの角にきちんとピントを合わせてから次の角を見るようにする。右回り、左回りの両方を行う。

中心を見つめる

Method 07

かたよった眼筋の使い方のバランスを整え、眼のピント調節機能を高めてくれる方法。集中力を高める効果も期待できる。

回数　**2〜3回×2方向**

肩の力を抜いてリラックスし、椅子に座る。あごを引き、背筋、首筋をまっすぐに伸ばす。このとき、頭頂部で天をつくようなイメージで。深呼吸をしながら視線を鼻先や眉間に集中させ、まばたきをしないようにしてじっと見つめる。涙がにじみ出てきたら目を閉じ、1〜2分ほど休ませた後、2〜3回繰り返す。

1

2

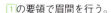

1の要領で眉間を行う。

Method 08 ろうそく瞑想法

細かくゆれる炎を見続けることで眼筋の細かな部分を鍛えることができ視力回復につながる。大脳と自律神経の機能もぐんとアップ。

回数 適時数回

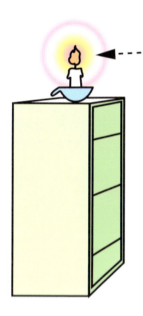
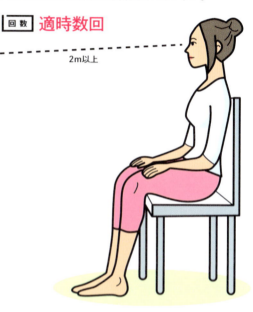

2m以上

1. 肩の力を抜いてリラックスし、椅子に座る。あごを引き、背筋、首筋をまっすぐに伸ばす。このとき、頭頂部で天をつくようなイメージで。

2. 部屋を暗くしてろうそくに火をつけ、椅子から2m以上離れた眼の高さよりもやや低い場所に置く。

3. ろうそくの中心の炎をまばたきをせずにじっと見つめて集中する。息を吸うときは炎を吸い込むように、吐くときは炎にはきかけるようなイメージで行うと集中力アップに。だんだん呼吸を深くし、吸う息より吐く息を長くする。

4. 涙がにじみ出たり目が疲れてきたら、目を閉じて休ませる。このとき、まぶたの裏にろうそくの炎が燃えているのをイメージするとよい。1と4を繰り返す。

chapter 3

カラダが生き返る!

症状別 ヨガのポーズ

眼の疲れは、肩・首のコリやゆがみが原因であることが多いもの。
そこで、肩・首まわりをほぐすヨガに眼の運動を組み合わせたポーズを紹介しよう。
スマホやテレビのスイッチをオフにし、リラックスした状態ではじめてみよう。

腕をひねって伸ばす

pose 01

両腕を思い切り伸ばしながら、外側、内側と交互にひねることで、
肩甲骨まわりのコリをほぐすことができる。
起きたときにベッドの中で行えば、朝の目覚めがスッキリ!

回数 10回

コレがつらい人に!!
肩コリ

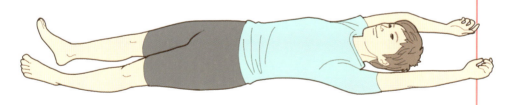

1

両脚をそろえて仰向けになり、両腕を上に伸ばす。
このとき、できるだけ床から肩が浮かないようにする。

PART 3　chapter 3　カラダが生き返る！　ヨガのポーズ

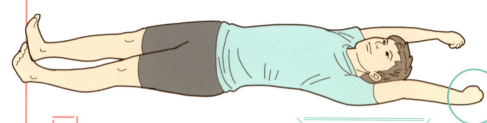

2

息を吸い、吐きながら両腕、両脚を伸ばす。このとき腕は小指側にひねりながら脚はつま先を立て、アキレス腱が伸びるのを意識しながら動かす。

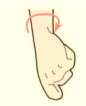

ここをcheck!
腕を小指側にひねることで、肩甲骨まわりの血流がアップ。肩コリと眼の疲れをやわらげてくれる。

3

息を吸いながら①の状態に戻し再び吐きながら両腕を親指側にひねる。両脚はアキレス腱を伸ばす。②と③を交互に行う。最後はゆっくりと息を吐きながら、全身の力を抜いて仰向けになり「全身をリラックス」（P.32～33参照）に。

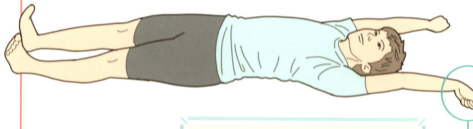

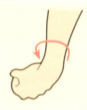

ここをcheck!
逆方向である親指側にしっかりひねる。小指側、親指側のうち、ひねりにくい方を多めに行うのもコツ。

腕をひねって伸ばす・脚を上下に動かす

pose 02

「腕をひねって伸ばす（P.60）」に脚の上下運動を加えたポーズ。
脳を使い過ぎると気が上半身に上がり、
疲れ目につながるため脚を動かして下腹部に気を下げ、首や肩の緊張をほぐしていく。

回数 10回

コレがつらい人に!!
肩コリ
頭痛

1

両脚をそろえて仰向けになり両腕を上に伸ばす。このとき、できるだけ床から肩が浮かないようにする。

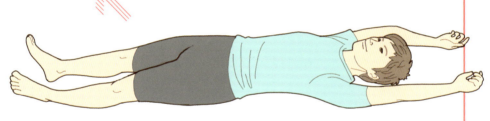

ここをcheck!

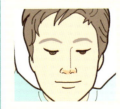

両脚を下げたときには眼を下に。リズミカルに上下に動かすことで眼筋の血のめぐりがアップする。

| PART 3 | chapter 3 カラダが生き返る！ ヨガのポーズ |

2

息を吸いながら両脚のアキレス腱を伸ばしかかとを床から30cmほど上げる。同時に眼を上に動かす。

ここをcheck!

両脚を上げるときに眼を上に動かすのがポイント。眼筋をしっかり使うことでコリがほぐれていく。

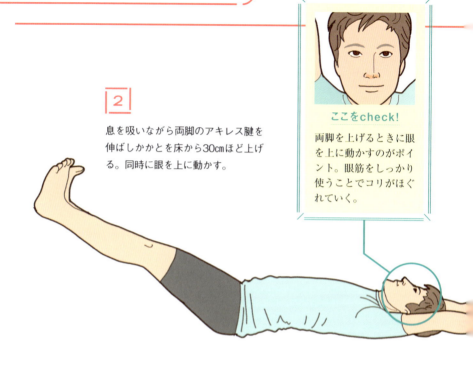

3

息を吐きながら両脚のかかとを床から5cmの位置にまで下げる。このとき眼を下に動かす。呼吸に合わせて 2 と 3 を繰り返す。最後はゆっくりと息を吐きながら、脚を床に下ろして仰向けになり「全身をリラックス」（P.32〜33参照）に。

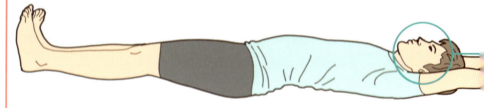

※腰に負担がかかるため、腰痛がある人は脚を伸ばすだけでも効果がある。

仰向けでひざをひねる

呼吸に合わせてカラダをねじることで内臓を刺激し、血行を促進。
眼と関係の深い肝臓、腎臓のはたらきを高めることで、
眼の疲れをほぐしていくポーズ。

回数 **10回**

コレがつらい人に!!
食べ過ぎ、飲み過ぎ

ここをcheck!
首をひねるのと同時に眼球を左に動かす。ふだん、あまり使わない眼筋をしっかりほぐそう。

1
仰向けになり、両腕を横に両脚は閉じてひざを立てる。

ここをcheck!
顔の向きと同様、眼も右に。眼筋を意識しながら動かすことでコリがとれやすくなる。

| PART 3 | chapter 3 カラダが生き返る！ ヨガのポーズ

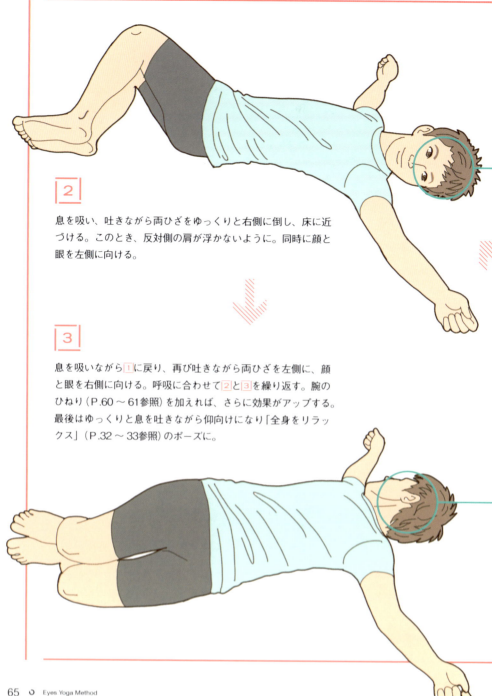

2

息を吸い、吐きながら両ひざをゆっくりと右側に倒し、床に近づける。このとき、反対側の肩が浮かないように。同時に顔と眼を左側に向ける。

3

息を吸いながら1に戻り、再び吐きながら両ひざを左側に、顔と眼を右側に向ける。呼吸に合わせて2と3を繰り返す。腕のひねり（P.60～61参照）を加えれば、さらに効果がアップする。最後はゆっくりと息を吐きながら仰向けになり「全身をリラックス」（P.32～33参照）のポーズに。

仰向けで腰を上げて腕をひねる

pose 04

ふだん伸ばす機会のない首の筋肉を、腰を上げることで気持ちよく伸ばすことができる。たまっていた首周辺のコリがスッキリ。

回数 10回

コレがつらい人に!!
首コリ
肩コリ

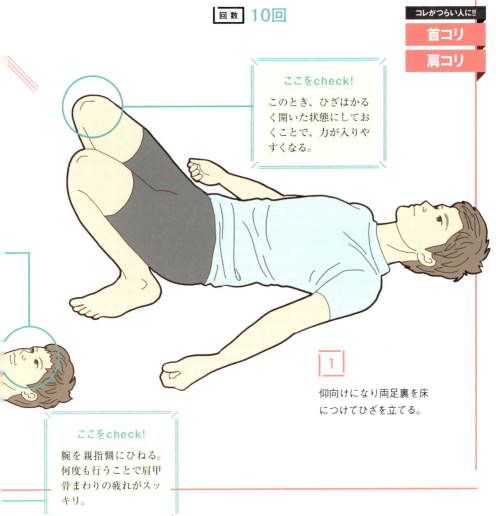

ここをcheck!
このとき、ひざはかるく開いた状態にしておくことで、力が入りやすくなる。

1

仰向けになり両足裏を床につけてひざを立てる。

ここをcheck!
腕を親指側にひねる。何度も行うことで肩甲骨まわりの疲れがスッキリ。

Eyes Yoga Method

| PART 3 | chapter 3 カラダが生き返る！ ヨガのポーズ

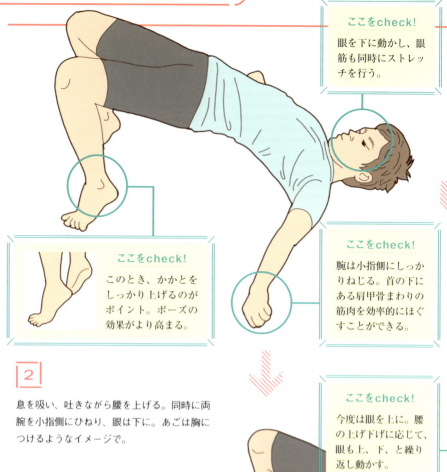

ここをcheck!
眼を下に動かし、眼筋も同時にストレッチを行う。

ここをcheck!
腕は小指側にしっかりねじる。首の下にある肩甲骨まわりの筋肉を効率的にほぐすことができる。

ここをcheck!
今度は眼を上に。腰の上げ下げに応じて、眼も上、下、と繰り返し動かす。

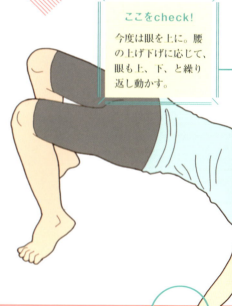

ここをcheck!
このとき、かかとをしっかり上げるのがポイント。ポーズの効果がより高まる。

2
息を吸い、吐きながら腰を上げる。同時に両腕を小指側にひねり、眼は下に。あごは胸につけるようなイメージで。

3
さらに息を吐きながら腰を上げる。このとき眼は上に動かし、両腕は親指側にひねる。再び息を吸いながら2に戻り、吐きながら3を行う。呼吸に合わせて2と3を繰り返す。最後はゆっくりと息を吐きながら、床に腰をつけて仰向けになり「全身をリラックス」(P.32〜33参照)のポーズに。

ひざを立てて起き上がり 眼の12点を刺激

pose 05

パソコン作業などを続けると、上半身がコリ固まってしまい、眼の疲れの原因に。腹筋を使い、重心を下げることによって、上半身の緊張をほぐすことができる。

回数 10回

コレがつらい人に!!
首コリ
肩コリ

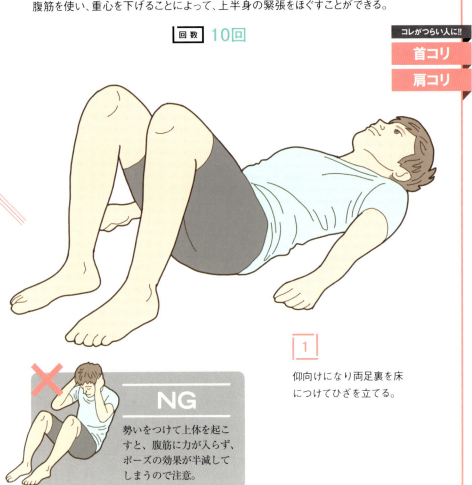

1
仰向けになり両足裏を床につけてひざを立てる。

NG
勢いをつけて上体を起こすと、腹筋に力が入らず、ポーズの効果が半減してしまうので注意。

Eyes Yoga Method

| PART 3 | chapter 3 カラダが生き返る！ ヨガのポーズ |

2

眼の12点（P.38～50参照）のうちの「耳たぶのすぐ下（眼の第7点）」に親指を置く。

※眼の12点はどれを刺激してもよい。

ここをcheck!
ツボを刺激するときは四指を広げることがポイント。親指にしっかりと力が加わるため、効果が高まる。

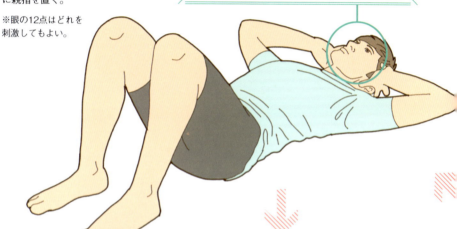

3

息を吸って吐きながら、ゆっくりと体を起こし、ツボを刺激する。あごを引き、足の裏が床から離れないように。眼も下に動かす。さらに息を吸いながら眼を上に動かして 2 に戻る。呼吸に合わせて 2 と 3 を繰り返す。最後はゆっくりと息を吐きながら仰向けになり「全身をリラックス」（P.32～33参照）のポーズに。

ここをcheck!
カラダの動きと同時に眼の上下運動を行うことで、眼筋を直接刺激することができる。

ここをcheck!
上体を起こすときは、お腹に力を集めるようなイメージで行うのがコツ。

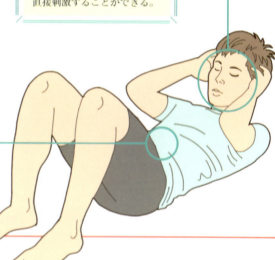

猫のポーズ

ヨガの代表的なポーズを、眼ヨガ用にアレンジ。
背骨を動かすことでゆがみやコリがほぐれ、自律神経のはたらきを活性化させてくれる。

回数 **10回**

コレがつらい人に!!
背中のコリ

1

両手、両脚は肩幅の広さに開いて四つんばいになる。指先は前に、つま先は立てた状態にする。腕・太ももは、床に対してできるだけ直角になるように。

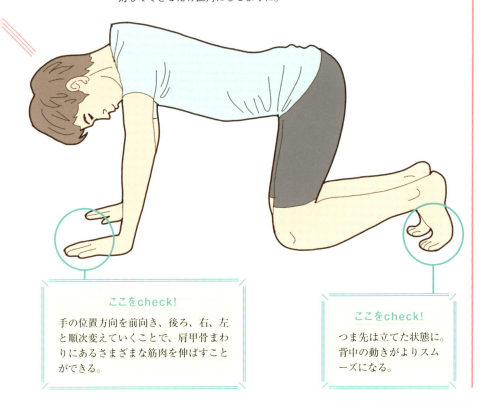

ここをcheck!
手の位置方向を前向き、後ろ、右、左と順次変えていくことで、肩甲骨まわりにあるさまざまな筋肉を伸ばすことができる。

ここをcheck!
つま先は立てた状態に。背中の動きがよりスムーズになる。

| PART 3 | chapter 3 カラダが生き返る！ ヨガのポーズ |

2

息を吸って吐きながら背中を丸めて上げる。このとき頭を腕の中に入れるように。眼は下に動かす。

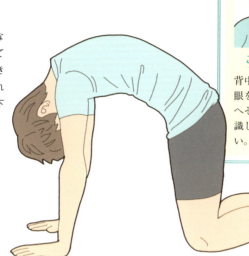

ここをcheck！
背中の動きと同時に眼を下に動かす。おへそを見るように意識しながら行うとよい。

ここをcheck！
つま先は立てた状態に。背中の動きがよりスムーズになる。

3

息を吸って吐きながら背中を反らし、お尻をつき出す。同時に顔と眼も上に。さらに息を吸いながら 1 に戻り、呼吸に合わせて 2 と 3 を繰り返す。最後はゆっくりと息を吐きながら四つんばいになり「全身をリラックス」（P.32〜33参照）のポーズに。

ここをcheck！
上に動かすことで眼筋の血のめぐりが活性化し、疲労物質も一掃される。

pose 07

猫のポーズで脚を左右に動かす

猫のポーズに脚の動きを加えることで、
眼と関係が深いとされる腎臓の機能を高める効果が期待できる。
動かしにくい部分を重点的に行うことで効果がよりアップ！

回数 2回

コレがつらい人に!!
眼の疲れ
背中のコリ

1

両手、両脚は肩幅の広さに開いて四つんばいの姿勢に。指先は前に、つま先は立てた状態にする。腕・太ももは、床に対してできるだけ垂直になるように。

ここをcheck!
眼を下に動かすときは、へそを見るように意識しながら行うのがポイント。

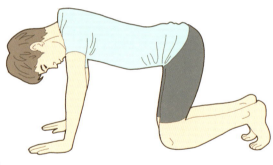

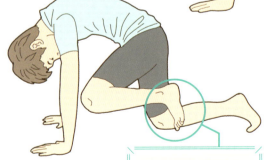

2

息を吸って吐きながら背中を丸める。このとき頭を腕の中に入れるようにし左ひざはひたいの方向に。眼は下に動かす。

ここをcheck!
このとき、左足のつま先は立てた状態で。

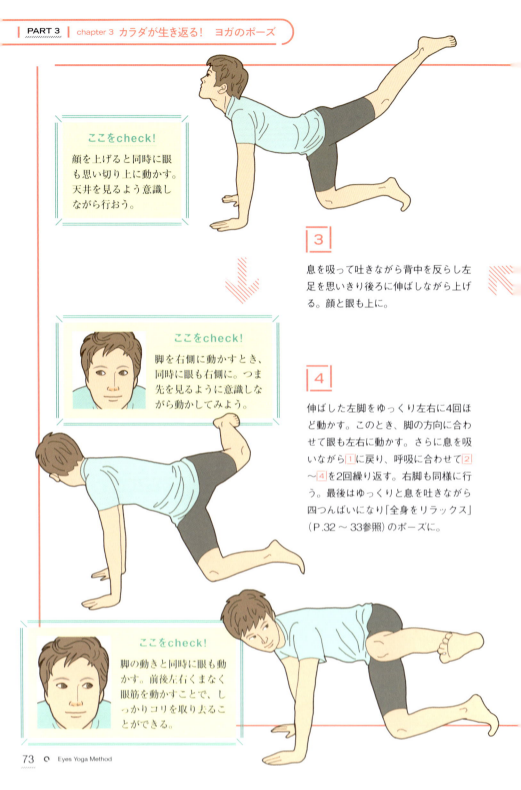

ひじ幅で猫のポーズ

pose 08

肩の位置を下げて動かすことで、肩甲骨まわりのコリを一掃！
背中のハリからくる眼の疲れに効果てきめんのポーズ。

回数 10回

コレがつらい人に!!
背中のコリ

ここをcheck!
左右の肩甲骨は寄せるように意識する。

両手をひじ幅に広げた状態で四つんばいの姿勢をとる。
つま先を立て、胸を床に近づけるよう意識する。

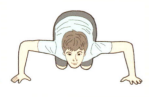

ここをcheck!
両ひじが直角になるようにすることが大切。狭かったり広かったりすると、肩に力が入り過ぎてしまい、肩甲骨にアプローチしづらくなる。

| PART 3 | chapter 3 カラダが生き返る！ ヨガのポーズ

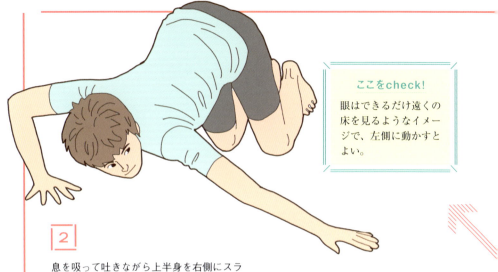

ここをcheck!
眼はできるだけ遠くの床を見るようなイメージで、左側に動かすとよい。

2

息を吸って吐きながら上半身を右側にスライドさせる。このとき左ひじを伸ばし肩を入れるような状態に。眼は左側に動かす。

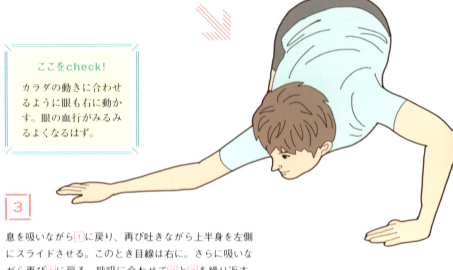

ここをcheck!
カラダの動きに合わせるように眼も右に動かす。眼の血行がみるみるよくなるはず。

3

息を吸いながら 1 に戻り、再び吐きながら上半身を左側にスライドさせる。このとき目線は右に。さらに吸いながら再び 1 に戻る。呼吸に合わせて 2 と 3 を繰り返す。最後はゆっくりと息を吐きながら上半身を起こし「全身をリラックス」（P.32～33参照）のポーズに。

胸をついて猫のポーズ

胸を床につけて動かすことで、胸椎や腰椎のゆがみをととのえることができる。
さらにカラダをねじることで肩甲骨まわりのバランスの悪さも調整。

回数 10回

コレがつらい人に!!
背中のコリ
猫背

1

四つんばいの姿勢をとりあごの下に両手を置いて胸を床につけるようにする。つま先を立て、お尻を上げる。

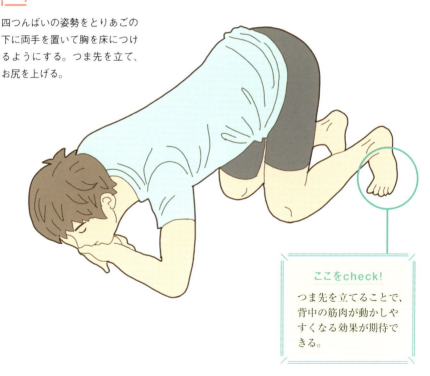

ここをcheck!

つま先を立てることで、背中の筋肉が動かしやすくなる効果が期待できる。

| PART 3 | chapter 3 カラダが生き返る！ ヨガのポーズ |

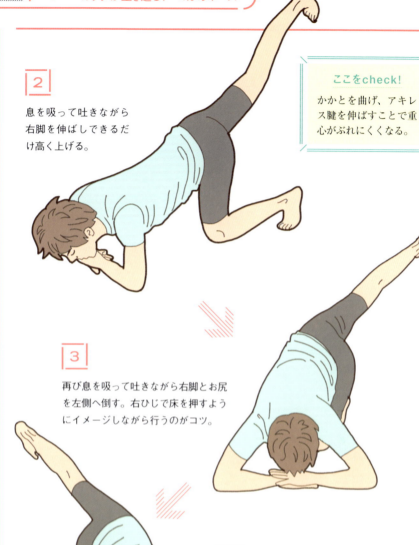

2
息を吸って吐きながら右脚を伸ばしできるだけ高く上げる。

ここをcheck!
かかとを曲げ、アキレス腱を伸ばすことで重心がぶれにくくなる。

3
再び息を吸って吐きながら右脚とお尻を左側へ倒す。右ひじで床を押すようにイメージしながら行うのがコツ。

4
息を吸いながら2に戻す。呼吸に合わせて左脚も1〜4を同様に行う。最後はゆっくりと息を吐きながら1に戻り「全身をリラックス」（P.32〜33参照）のポーズに。

浮きコブラのポーズ

pose 10

床からカラダを反らせることで、
コリ固まった首や背筋を気持ちよく伸ばすことができる。
また、左右に背骨を動かすため、ズレも調整可能。
背中や肩からくる眼の疲れにぴったり!

回数 10回

コレがつらい人に!!
- 猫背
- 首コリ
- 背中のコリ

1

うつぶせの状態になり肩甲骨を寄せるように意識しながらわきをしめてひじを曲げ手を床につける。つま先を立て、アキレス腱を伸ばす。

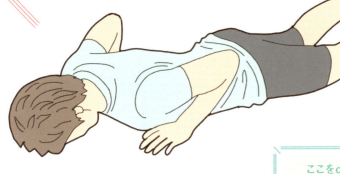

ここをcheck!

かかとを曲げ、アキレス腱をしっかり伸ばすことでポーズの効果がアップする。

Eyes Yoga Method

| PART 3 | chapter 3 カラダが生き返る！ ヨガのポーズ

ここをcheck!
地面を押すようにしてつま先に力を入れることがポイント。

2

息を吸って吐きながらカラダを思い切り床から反らす。両手は床から浮いた状態にする。

ここをcheck!
両手のひらは床から離す。腹筋で全身のバランスを取るようなイメージで。

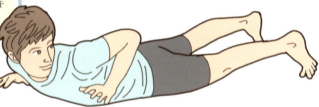

ここをcheck!
眼を大きく左側に動かすことが大切。左右運動で眼のコリもスッキリとほぐれる。

3

再び息を吸って吐きながらカラダを左側に曲げる。このとき、顔と眼を左に動かす。

ここをcheck!
カラダの動きに合わせて眼も右に。ふだん使わない眼筋をしっかり動かしたい。

4

息を吸いながら 2 に戻り、再び吐きながら体を右側に曲げ、顔と眼を右に動かす。呼吸に合わせて 2 〜 4 を行う。最後はゆっくりと息を吐きながら 1 に戻り「全身をリラックス」(P.32〜33参照)のポーズに。

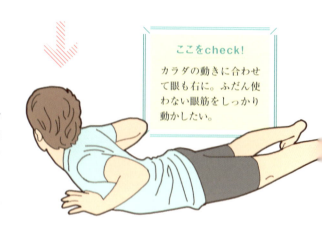

pose 11

脚を上げながら左右に曲げて腕をひねる

カラダのゆがみは眼の疲れの原因のひとつ。
上半身と下半身をひねって背骨のゆがみをとるのと同時に、
両腕をひねることで肩甲骨まわりのゆがみやコリを取り除くことができる。

回数 **10回**

コレがつらい人に!!
- 猫背
- 肩コリ
- 背中のコリ
- 全身の疲れ

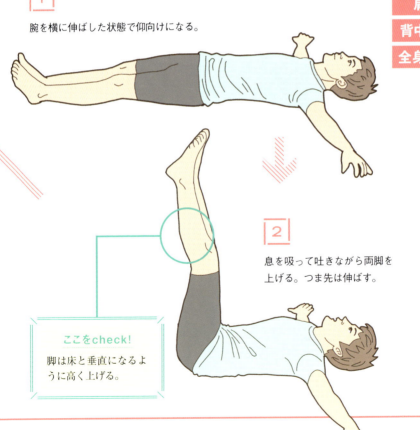

1 腕を横に伸ばした状態で仰向けになる。

2 息を吸って吐きながら両脚を上げる。つま先は伸ばす。

ここをcheck! 脚は床と垂直になるように高く上げる。

PART 3 | chapter 3 カラダが生き返る！ ヨガのポーズ

3

再び息を吸いながらアキレス腱を伸ばし、吐きながら両脚を右の手首に向かって倒す。このとき、顔と眼は左側に動かす。右腕は小指側に、左腕は親指側にそれぞれひねりながら伸ばす。

ここをcheck!
右腕を小指側、左腕を親指側にそれぞれひねることで、肩甲骨まわりのコリにアプローチ。

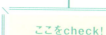

ここをcheck!
眼は床を見るようなイメージで左側に動かす。

4

息を吸いながら2に戻り、再び吐きながらカラダを左手首に向かって倒す。顔と眼を右に動かし、右腕は親指側、左腕は小指側にそれぞれひねりながら伸ばす。呼吸に合わせて2〜4を行う。最後はゆっくりと息を吐きながら仰向けになり「全身をリラックス」（P.32〜33参照）のポーズに。

ここをcheck!
大きく眼を右側に動かすことで、眼筋の血のめぐりがよくなり、疲れがとれやすくなる。

ここをcheck!
3とは逆の方向にひねることで、肩甲骨まわりの筋肉をまんべんなくほぐすことができる。

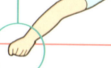

両手を後ろに組んで左右にひねる

pose 12

肩甲骨まわりの筋肉を複雑に動かすことで、
効率的に筋肉をほぐすことが可能になる。
肩や背中のコリからくる眼の疲れを感じたとき、ぜひトライしたい。

回数 **10回**

コレがつらい人に!!
肩コリ
背中のコリ

1
両手を後ろで組みうつぶせになる。

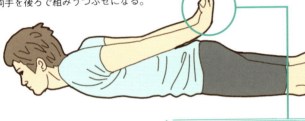

2

息を吸い、吐きながらカラダを反らせる。腕はしっかり伸ばして上げる。同時に顔と眼も上に動かす。

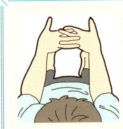

ここをcheck!
手を組んだ後、手のひらが外側になるよう返すことで、肩甲骨まわりのさまざまな筋肉に刺激を与えることができる。

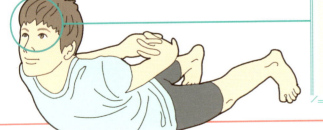

ここをcheck!
眼筋を大きく動かすよう意識しながら眼を動かすことで、たまっていた疲労物質を一掃。

| PART 3 | chapter 3 カラダが生き返る！ ヨガのポーズ

3

再び息を吸って吐きながら、後ろを振り返るような
イメージで上半身を左に曲げる。このとき眼も左側に。

ここをcheck!
眼は後ろを見るような
つもりで左側へ動かす
のがコツ。

4

息を吸いながら2に戻り、再び吐きながら上半身を右に曲
げる。眼も右側に動かす。呼吸に合わせて2〜4を行う。
最後はゆっくりと息を吐きながらうつぶせになり「全身をリ
ラックス」(P.32〜33参照)のポーズに。

ここをcheck!
上半身を動かしながら
眼も右側に。左右運動
で眼筋がしっかりほぐ
れる。

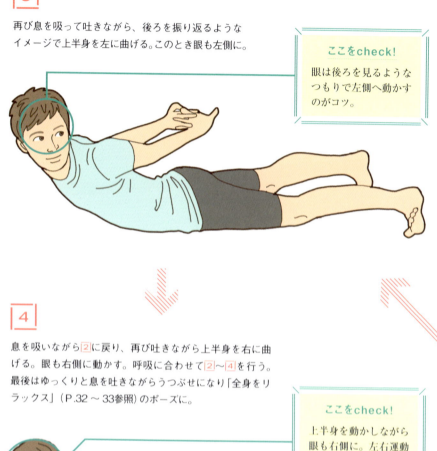

chapter 4 デスクでもできる

簡単ストレッチ

パソコンやデスクワークで長時間眼を駆使すると筋肉は固まり疲労する。
眼の運動に呼吸法とストレッチを組み合わせた、
眼と眼につながる筋肉のコリをほぐす運動を紹介。

pose 01

合掌からの腕伸ばし&眼の上下運動

手を高く上げ肩と背中の筋肉をよく伸ばそう。
肩や背中の緊張がほぐれるため、肩コリの方にも効果的。

回数 10回

コレがつらい人に!!
肩コリ

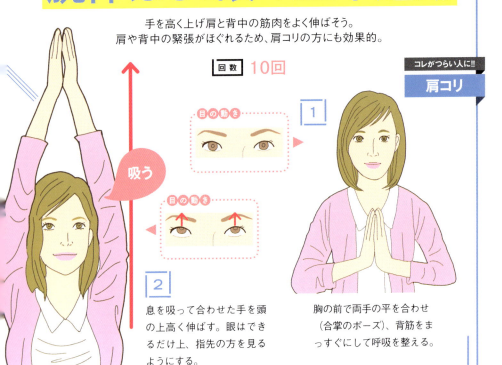

吸う

目の動き

1. 胸の前で両手の平を合わせ（合掌のポーズ）、背筋をまっすぐにして呼吸を整える。

2. 息を吸って合わせた手を頭の上高く伸ばす。眼はできるだけ上、指先の方を見るようにする。

Eyes Yoga Method 84

| PART 3 | chapter 4　デスクでもできる　簡単ストレッチ

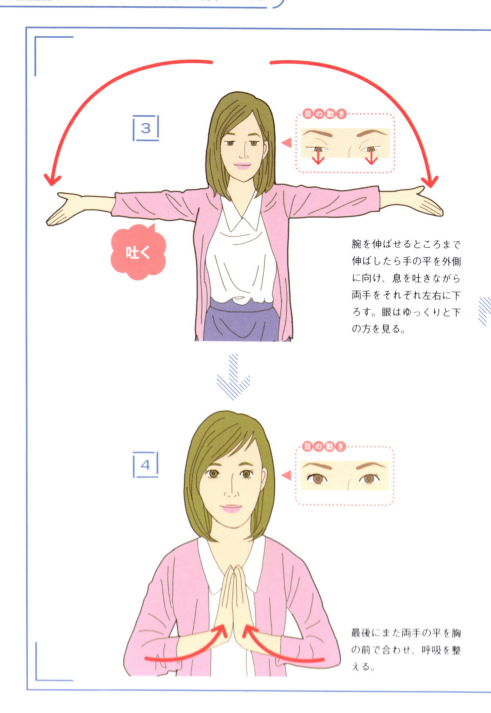

首の運動 & 眼の運動

頭を動かして首や肩の筋肉を伸ばし、
同時に眼も動かして眼まわりの筋肉のコリをほぐす運動。

回数 10回

コレがつらい人に!!
首コリ

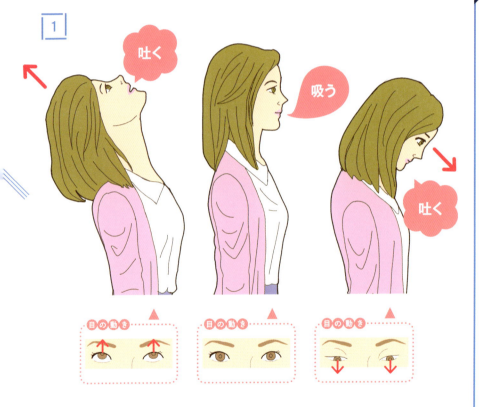

息を吸ってゆっくりと吐きながら、首を後ろに反らし、数秒間キープする。このとき、眼は上方に向ける。息を吸って頭と眼を正面に戻し、息を吐きながら首を前に倒し数秒間キープする。

| PART 3 | chapter 4 デスクでもできる 簡単ストレッチ

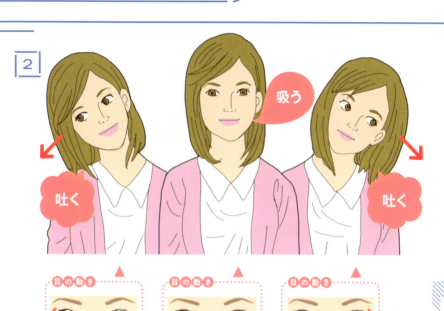

息を吐きながら首を左側に曲げ、同時に右腕は下方に伸ばし、眼は左に向けて数秒間キープ。息を吸って頭と眼を正面に戻し、同様に右側も行う。

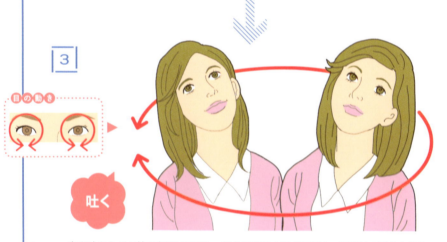

息を吐きながら首を左回りに回し、眼も同時に左回りに回す。同様に右回りも行う。

首伸ばし&眼の運動　pose 03

首まわりの筋肉をゆるめたり伸ばしたりすることで、
眼、首、肩の筋肉のコリがとれる。

回数　10回

コレがつらい人に!!
首コリ
肩コリ

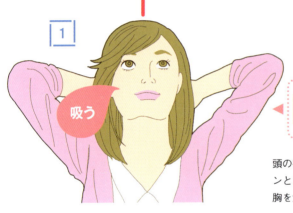

1　吸う

頭の後ろで両手を組んでひじをピンとはる。息を大きく吸いながら胸を大きく開く。眼は上に向ける。

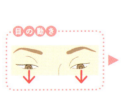

ひじを閉じながら息を吐いて首の後ろを伸ばす。同時にあごを引いて胸を見下ろす。眼は下に向ける。

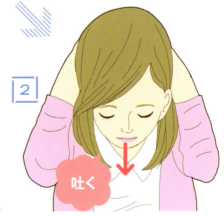

2　吐く

| PART 3 | chapter 4　デスクでもできる　簡単ストレッチ |

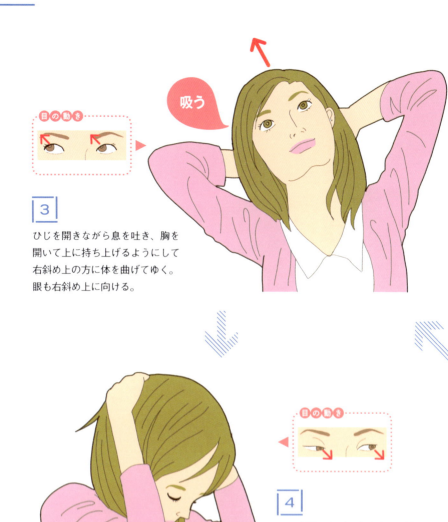

3
ひじを開きながら息を吐き、胸を開いて上に持ち上げるようにして右斜め上の方に体を曲げてゆく。眼も右斜め上に向ける。

4
ひじを閉じながら息を吐いて首の後ろの方を伸ばす。あごを引いて眼を左下方に向けて胸の方を見るようにする。左側も右側と同じように行い、最後に1と2をもう一度行って呼吸を整える。

上体ねじり&眼の左右運動

pose 04

上半身をねじることで背中のコリをとり、眼の奥の筋肉もやわらげよう。
上半身全体から目のまわり、視神経までつながっていることを意識してやること。

回数 10回

コレがつらい人に!!
背中のコリ

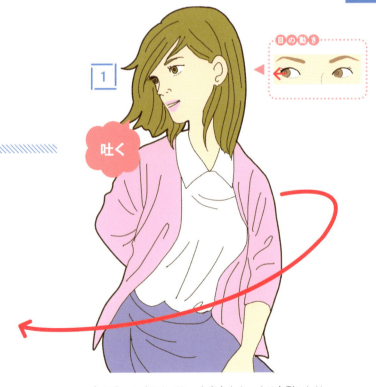

息を吸って吐きながら、上半身をゆっくり右側にねじっていく。眼はできるだけ右の方を見る。

| PART 3 | chapter 4 デスクでもできる 簡単ストレッチ

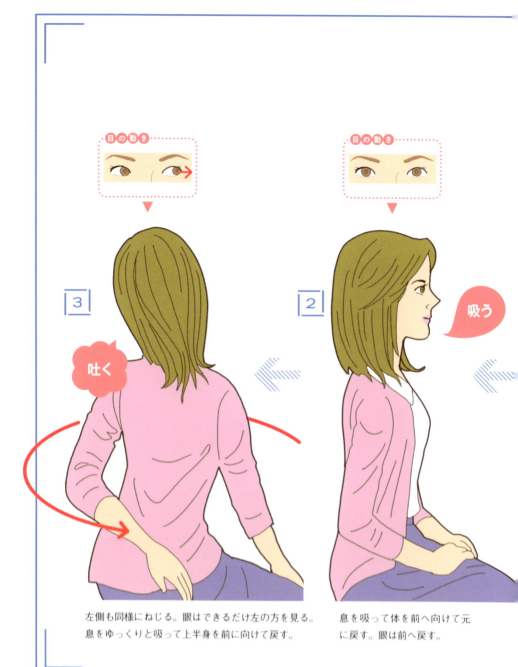

肩回し & 眼の回転運動

pose 05

肩を回転させることで肩から肩甲骨、
腕の付け根までの眼とつながる筋肉をほぐす。

回数 10回

コレがつらい人に!!
肩コリ
背中のコリ

1

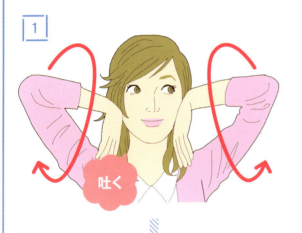

吐く

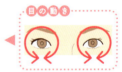
目の動き

両手の力を抜いて両腕を肩の付け根にのせる。息を吸いながら両ひじを前から引き上げ、息を吐きながらひじ先で円を描くようにして肩を大きく回す。このとき、眼は右回り（または左回り）に回転させる。

2

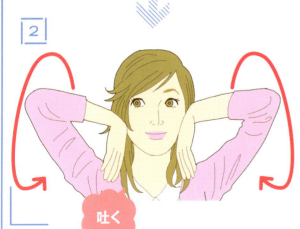

吐く

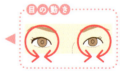
目の動き

息を吸いながら両ひじを後ろから引き上げ、息を吐きながらひじ先で円を描くようにして肩を後ろから前へ大きく回す。このとき、眼は 1 と逆回りに回転させる。

上体反らし & 眼の運動 _{pose} 06

上半身を大きく後ろ側に反らして肩から首筋の緊張を和らげる。
呼吸と眼の筋肉の収縮を連動させる。視神経と両腕の一本の綱を伸縮させるイメージ。

回数 10回

コレがつらい人に!!
背中のコリ
猫背

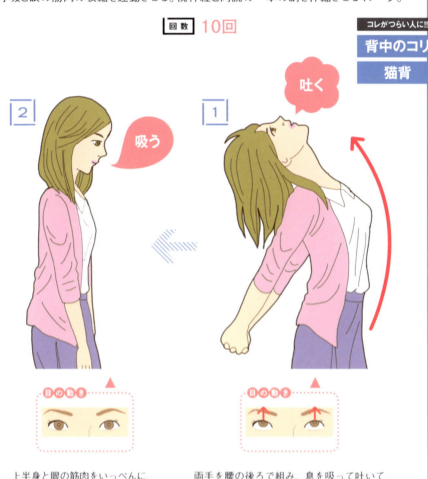

2　吸う　　　1　吐く

2 上半身と眼の筋肉をいっぺんにパッとゆるめる。

1 両手を腰の後ろで組み、息を吸って吐いてから上半身を後ろへ向けてぐっと反らして胸を大きく張る。眼は上方、遠くを見る。

疑問を解消！ 眼ヨガ Q&A

眼ヨガに関するちょっとした疑問や不安なことなど、代表的なものをピックアップし、龍村先生にお答えいただいた。読めば悩みスッキリ！さらに眼ヨガを楽しめるはず。

Q1 いちばん効果が上がる時間帯はいつ？

A1 あえていうなら風呂上がりがおすすめ

本来はいつでも、といいたいところですが、あえて挙げるならお風呂上がりがおすすめです。全身の血行がよくなっているため、眼ヨガの効果をより実感できます。また朝、目覚めたときに行えば、心もカラダもスッキリするでしょう。

Q2 目のストレッチをしているとキラキラしたものが見えることがあります。

A2 体の自然な反応のひとつ

ふだんの目の使い方のクセによって、眼筋を動かしやすい角度とそうでない角度がありますが、後者ほど、反応が起こりやすくなります。ふだん行わない動作に体が適応する際に起こる、自然な反応のひとつでもあるため、心配はいらないでしょう。

Q3 眼ヨガはいつやってもいいの？

A3 もちろん、好きなときにトライしてください

「いつ」「どこででも」「何度でも」やっていいのが眼ヨガのよさ。やってはいけない時間などはありません。ただ、疲れているときのほうが、気持ちよさや効果をはっきり自覚できるのは確かです。

Q4 目のまわりを刺激する際にどれくらいまで力を入れてもいいの？

A4 「イタ気持ちいい」くらいの強さで

基本的には「イタ気持ちいい」くらいが目安。経穴を押す力をだんだん強めていくうちに、気持ちよさと痛さが同時に来る感覚がありますので、その強さで押してください。ただ触れているだけでは刺激になりませんので注意してください。

Q5 指定の回数以上行ってもいいですか？

A5 自分が気持ちいいと感じるレベルまで

本書で紹介した回数はあくまで目安。自分の体と対話して、心地いいと感じるまで行うのがヨガ本来の姿でもあります。回数にとらわれすぎず、"気持ちよさを感じるかどうか"で判断してください。

Q9 効果を長続きさせるためのコツは?

A9 原因となる部分のコリを解消すること

眼のトラブルには、たいてい全身のどこかに原因があるもの。たとえば肩コリが原因で目が疲れている場合、目の周辺ばかりを刺激しても、根本的解決にはなりません。肩コリに効果のある全身の眼ヨガも一緒に行うことが大切です。

Q6 どのくらいの期間まで行うと効果が実感できる?

A6 人にもよりますが1週間が目安です

基本的には、直後に効果が実感できるのが眼ヨガですが、人によって感じにくい場合もあるかもしれません。その場合、1週間ほど毎日実践してみてください。効果を得ることができるはずです。

Q10 目の周辺を刺激しているとクラクラします。

A10 すぐ元に戻るのであれば心配ない

でんぐり返しをすると頭がクラクラすることがありますが、運動自体が体に悪いわけではなく、むしろ三半規管などが鍛えられ平衡感覚が強まります。目の周辺の刺激も同様。ふだんと違う刺激をしているからこそ起こることであり、すぐ元に戻るのであれば、正常な反応であるといえます。

Q7 眼ヨガをやっているとあくびが出るのはなぜ?

A7 たまっていた老廃物が押し出されるから

ふだん使っていない筋肉を刺激し、血流が悪かった部分が急によくなると、体内のたまっていた老廃物などが一気に押し出されます。その中の気体の老廃物があくびです。カラダがよくなる過程における自然現象なので、どんどん出してください。

Q11 経穴はすぐに目が見えやすくなるので仕事中、何回も刺激していますがOK?

A11 逆におすすめ!眼ヨガの効果が高まる

この方はツボの押しすぎを心配しているようですが、むしろいいこと。気持ちいいと感じるようなら、どんどん刺激してください。1日でたまった目のコリを夜に一度に解消しようとするよりも、こまめにコリをほぐしたほうが、効果は上がります。

Q8 仕事中に目のまわりを刺激する際、コンタクトを外すのは面倒。そのまま行ってもよい?

A8 ズレや目の違和感がなければOK

使用しているコンタクトの種類にもよりますが、目のまわりを押しているうちにコンタクトがズレたり、目に違和感を生じるようでしたら外してください。気になる人は目の周辺ではなく、耳の下など別の部分を刺激するのもおすすめです。

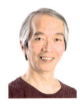

監 修　龍村 修（たつむら・おさむ）

1948年、兵庫県生まれ。早稲田大学在学時にヨガと出会い、卒業の翌年に求道ヨガの世界的権威・沖正弘導師に入門。内弟子として国内外でヨガの指導を行う。85年の導師没後は沖ヨガ修道場長に就任、さらに94年には独立。ホリスティック・ヘルスの指導者を養成している。ヨガ・気功など東洋の英知を活用し、生命の声、母なる地球の声が聞こえる心身づくりを提唱している。現在は龍村ヨガ研究所所長、NPO法人沖ヨガ協会理事長、NPO法人日本YOGA連盟副理事長などをつとめる。『眼ヨガ』『指ヨガ健康法』（日貿出版社）『生き方としてのヨガ』（人文書院）など著書多数。

BOOK STAFF

編集	株式会社オフィスアビ 今井綾子・塩屋雅之・川島彩子
装丁・デザイン	I`ll products 成富英俊・髙橋奈央・丸岡葉月
撮影	平塚修二 天野憲仁
イラスト	飛鳥幸子
モデル	高橋ヒカル(Claudia)

ビックリするほど目（め）が良くなる本（ほん）

2017年9月10日　第1刷発行

監修者	龍村（たつむら）修（おさむ）
発行者	中村 誠
印刷・製本所	図書印刷株式会社
発行所	株式会社日本文芸社 〒101-8407 東京都千代田区神田神保町1-7 編集　03-3294-8920 営業　03-3294-8931
URL	http://www.nihonbungeisha.co.jp/

©NIHONBUNGEISHA 2017
Printed in Japan 112170823-112170823Ⓝ01
ISBN978-4-537-21511-3
編集担当:上原

乱丁・落丁などの不良品がありましたら、小社製作部宛にお送りください。送料小社負担にておとりかえ致します。法律で認められた場合を除いて、本書からの複写、転載（電子化含む）は禁じられています。
また代行業者等の第三者による電子データ化および電子書籍化は、いかなる場合も認められていません。

本書は、小社より2013年4月に刊行した「すっきり眼ヨガメソッド」を再編集したものです。